Gabi Fastner

50 Workouts für Späteinsteiger

Fit, gesund und beweglich bis ins hohe Alter

riva

Bibliografische Information der Deutschen Nationalbibliothek
Die Deutsche Nationalbibliothek verzeichnet diese Publikation in der Deutschen Nationalbibliografie. Detaillierte bibliografische Daten sind im Internet über http://dnb.de abrufbar.

Für Fragen und Anregungen
info@m-vg.de

Wichtige Hinweise
Dieses Buch ist für Lernzwecke gedacht. Es stellt keinen Ersatz für eine individuelle medizinische Beratung dar und sollte auch nicht als solcher benutzt werden. Wenn Sie medizinischen Rat einholen wollen, konsultieren Sie bitte einen qualifizierten Arzt. Der Verlag und die Autorin haften für keine nachteiligen Auswirkungen, die in einem direkten oder indirekten Zusammenhang mit den Informationen stehen, die in diesem Buch enthalten sind.

Ausschließlich zum Zweck der besseren Lesbarkeit wurde auf eine genderspezifische Schreibweise sowie eine Mehrfachbezeichnung verzichtet. Alle personenbezogenen Bezeichnungen sind somit geschlechtsneutral zu verstehen.

Originalausgabe
8. Auflage 2025

Türkenstraße 89
80799 München
Tel.: 089 651285-0

Redaktion: Stefanie Heim
Umschlaggestaltung: Manuela Amode
Bildnachweis: Illustrationen auf dem Umschlag und im Innenteil: evoletics – ein Produkt der science on field GmbH
Layout: Meike Herzog, www.alpsee-design.de
Satz: Daniel Förster, Belgern
Druck: Florjancic Tisk d.o.o., Slowenien
Printed in the EU

ISBN Print 978-3-7423-1992-0
ISBN E-Book (EPUB, Mobi) 978-3-7453-1733-6

Inhalt

Für Fitness ist es nie zu spät

1

Fit, gesund und beweglich – egal, in welchem Alter

Zuerst einmal möchte ich Ihnen gratulieren, dass Sie sich dazu entschlossen haben, mit gymnastischem Training zu starten! Das heißt, dass Sie Neuem gegenüber aufgeschlossen sind und im Kopf jugendlich geblieben sind. Ab heute wird es auch Ihr Körper wieder werden!

Die Lebenserwartung steigt zum Glück stetig und mit ihr wächst auch das Bedürfnis, so lange wie möglich aktiv und selbstständig zu bleiben. Doch unser Körper ist ein Minimalist. Er hält nur die Funktionen aufrecht, die wir regelmäßig nutzen oder im Alltag benötigen. Deshalb müssen wir unseren Körper bis ins hohe Alter hinein mit immer neuen kleinen Herausforderungen trainieren. Alles, was wir heute nicht mehr tun, tun wir wahrscheinlich nie mehr!

Mit Gymnastik können wir unseren Körper und Geist auf das Unterschiedlichste fordern und ihn so für den Alltag oder für andere Sportarten fit, gesund und beweglich machen beziehungsweise erhalten. Dafür ist es nie zu spät! Zwar nimmt die Muskelmasse ab dem 30. Lebensjahr langsam ab, die Knochendichte verringert sich, die Nervenzellen und ihre Verbindungen werden weniger, der Gehörsinn, der Sehsinn, der Tastsinn, der Geruchssinn und die Koordination lassen nach, dennoch können wir durch Bewegung und Training dem Prozess des Alterns enorm entgegenwirken!

Worauf warten Sie also noch? Werden Sie aktiv mit den 50 Workouts in diesem Buch. Bevor Sie mit dem Training beginnen, klären Sie jedoch bitte am besten per Gesundheitscheck mit Ihrem Arzt ab, ob Sie das Training starten dürfen!

Fordern Sie sich, aber bitte überfordern Sie sich nicht!

Stellen Sie sich vor, ich würde Ihnen sagen, dass Sie ab sofort jeden Tag 60 Minuten lang Seilspringen müssten. Würden Sie das auf Dauer durchhalten, wäre das gut für Ihre Gesundheit? Wohl kaum. Um beim Training dabeizubleiben, ist es wichtig, dass Sie Ihren Körper zwar fordern, aber nicht überfordern! Ihre sportliche Betätigung sollte kurzweilig, abwechslungsreich und sinnhaft sein. Integrieren Sie täglich kleine Bewegungseinheiten in Ihren Tagesablauf. Vielleicht starten Sie schon im Bett mit einem Räkeln und Strecken, putzen dann auf einem Bein stehend die Zähne und gehen im Rhythmus der Musik aus dem Radio zum Frühstückstisch. Das ist doch schon mal ein sehr guter Start in den Tag!

Training im Alltag

Vielleicht stellen Sie sich jetzt die Frage, wie oft, wie lange und was genau Sie trainieren sollten. Immer wieder hört und liest man, dass ein sinnvolles Training mindestens eine Stunde pro Tag in Anspruch nehmen sollte. Aber das ist Quatsch! Ich kann Sie beruhigen: Schon kleine tägliche Einheiten von fünf Minuten sind für unsere Gesundheit sehr förderlich! Nehmen Sie sich also nicht zu viel vor.

Gestalten Sie Ihren Alltag bewegt, das heißt, nehmen Sie Treppen statt der Rolltreppe oder des Aufzugs, fahren Sie kurze Strecken mit dem Fahrrad statt dem Auto und bewegen Sie sich einfach zwischendurch immer wieder.

Aber Training ist nicht gleich Training. Für den Erhalt beziehungsweise für das Wiedererlangen der körperlichen und geistigen Gesundheit sind verschiedene Trainingsbereiche wichtig.

Beweglichkeit

Nicht jeder Mensch ist mit der gleichen Beweglichkeit geboren. Vergleichen Sie sich deshalb nicht mit anderen. Finden Sie Ihren persönlichen Wohlfühlbewegungsumfang. Eine gute Gelenkmobilität ist sehr wichtig für Alltagsbewegungen wie das Anziehen, Kämmen der Haare, Aufstehen oder Treppensteigen und zudem entscheidend für die Schmerzfreiheit der Gelenke. Beweglich halten sollten Sie vor allem Ihre Schultergelenke, den Schultergürtel, die Brustwirbelsäule, die Hüftgelenke und die Fußgelenke. Ist zum Beispiel die Brustwirbelsäule zu unbeweglich, können Schmerzen im Nacken oder im unteren Rücken auftreten.

Kräftigung

Wichtig ist es, einerseits die von außen sichtbaren sogenannten Bewegermuskeln und andererseits die Stabilisatoren, also die tief liegenden, von außen nicht sichtbaren Muskelschichten, zu trainieren. Wie der Name schon sagt, bewegen die Beweger unseren Körper, die Stabilisatoren hingegen schützen unsere Gelenke und halten uns aufrecht und stabil.

Die verschiedenen Muskelschichten müssen unterschiedlich trainiert werden. Die Beweger lassen sich zum Beispiel mit der Übung »Kniebeuge« (Seite 126) trainieren. Dabei dürfen die Muskeln auch mal »brennen«. Die Stabilisatoren werden nur kurz aktiviert, zum Beispiel mit der Übung »Einbeinstand mit überkreuzten Armen« (Seite 142).

Ausdauer

Trainieren Sie auch Ihr Herz-Kreislauf-System. Das geht am besten mit etwas längeren Einheiten von 30 bis 60 Minuten Dauer. Machen Sie das, was Ihnen Spaß bereitet. Gehen Sie zum Beispiel 3- bis 4-mal pro Woche Walken, Radfahren, zum Schwimmen oder ganz einfach zum Tanzen!

Koordination

Jeder Schritt, praktisch jede Bewegung im Alltag ist eine koordinative Meisterleistung! Bewegen wir uns unkoordiniert, wirkt eine Bewegung hölzern, »alt« und unbeholfen. Die wichtigen koordinativen Eigenschaften sind nicht angeboren, sondern müssen trainiert werden.

Gleichgewichtsfähigkeit

Geraten wir auf instabilen Untergrund oder fahren wir mit dem Rad, benötigen wir eine gut ausgeprägte Gleichgewichtsfähigkeit, um uns aufrecht zu halten. Trainierbar ist diese etwa mit einem Einbeinstand, zum Beispiel der Übung »Standwaage« (Seite 143).

Rhythmisierungsfähigkeit

Jede Bewegung im Alltag oder beim Sport wird in einem bestimmten Rhythmus ausgeführt. Eine unrhythmische Bewegung erscheint unbeholfen. Trainieren lässt sich die Rhythmisierungsfähigkeit zum Beispiel mit einer dynamischen Bewegung wie der Übung »Diagonale Körperstreckung« (Seite 11).

Kopplungsfähigkeit

Wenn wir mit dem Auto fahren, machen wir automatisch mehrere Dinge gleichzeitig: Wir achten auf den Verkehr, geben Gas und lenken. Mehrere Dinge gleichzeitig zu tun, trainieren wir, wenn wir die Arme und Beine zur selben Zeit in unterschiedliche Richtungen bewegen, etwa mit der Übung »Armkoordination mit Beinheben« (Seite 142).

Reaktionsfähigkeit

Kommt uns auf dem Gehweg plötzlich ein Radfahrer entgegen, müssen wir schnell reagieren und ausweichen. Das lässt sich trainieren, indem wir unsere Tiefenmuskeln mit der Übung »Einbeinstand mit überkreuzten Armen« (Seite 142). stärken.

Entspannung

Um den Geist zu entspannen, müssen wir zuerst unseren Körper entspannen können! Wir nehmen uns im Alltag meist viel zu wenig Zeit zum Abschalten, hetzen von einem Termin zum anderen. Aber auch zu viele Freizeittermine können Stress verursachen. Gönnen Sie Ihrem Körper mindestens einen sportfreien Tag in der Woche und nutzen Sie diesen Tag zum Meditieren, Dehnen oder für einen gemütlichen Spaziergang in der Natur.

Was ist bei den Workouts zu beachten?

Nun kennen Sie viele gute Gründe, um mit voller Motivation ins Training einzusteigen. Bevor Sie jedoch mit Ihren Workouts starten, halten Sie einen kurzen Moment inne und machen Sie sich Ihre Haltung, Atmung und Wahrnehmung bewusst.

Haltung

Unsere Haltung beginnt bei den Füßen. Stehen Sie stabil und bewusst auf Ihren Großzehenballen, den Außenkanten Ihrer Füße und den Fersen. Halten Sie dabei Ihre Knie etwas durchlässig, das heißt ganz leicht gebeugt, heben Sie das Brustbein an und blicken Sie in Richtung Horizont beziehungsweise etwas abfallend nach vorn unten. Aus dieser aufgerichteten Haltung heraus sollten Sie die Workouts durchführen. Erinnern Sie sich zwischendurch immer wieder daran, sich aufzurichten. Nur mit einer aufgerichteten Haltung lässt sich eine optimale Rumpfstabilität gewährleisten. Und die ist wiederum entscheidend für ein gelenkschonendes und effektives Training!

Atmung

Atmen ist lebenswichtig! Doch oft halten wir die Luft an, wenn wir uns anstrengen oder konzentrieren. Achten Sie deshalb ganz besonders auf einen fließenden Atem. Atmen Sie am besten durch die Nase ein und den Mund wieder aus. Denken Sie auch daran, die Schultern dabei entspannt nach unten fallen zu lassen. Unsere Schulterheber sind Atemhilfsmuskeln, die wir in Stresssituationen oft aktivieren und uns dann wundern, warum unser Nacken verspannt ist. Also: Bewusst ein- und ausatmen! Versuchen Sie zudem, immer etwas länger auszuatmen als einzuatmen. Das entspannt Ihren Körper und Ihren Geist.

Wahrnehmung

Wir denken im Alltag viel zu selten daran, uns wahrzunehmen. Schließen Sie einmal für einen kurzen Moment Ihre Augen. Wie fühlen Sie sich? Fühlen Sie sich wohl in Ihrer Haut? Oft fehlt uns die Fähigkeit, uns selbst wahrzunehmen. Bewegung ermöglicht es uns, unseren Körper (wieder) zu spüren.

Hier eine einfache Übung: Ballen Sie für ein paar Sekunden Ihre Hand ganz fest zur Faust und lassen Sie dabei Ihren Atem fließen. Lösen Sie die Spannung wieder. Spüren Sie nach und vergleichen Sie das Gefühl in der gerade eben noch angespannten Hand mit der anderen Hand. Nehmen Sie diese oder sogar sich selbst jetzt anders wahr? Nehmen Sie sich während des Trainings immer wieder Zeit, um sich wahrzunehmen! Ein gutes Körpergefühl ist die Grundlage für unsere Wohlfühlfigur und Gesundheit. Führen Sie die Workouts aus diesem Buch immer so aus, dass Sie sich damit wohlfühlen. Pausen sind natürlich erlaubt.

Aufwärmen vor dem Training

Handelt es sich bei dem Workout, das Sie sich heute ausgesucht haben, um eine längere Kräftigungseinheit zum Training der Figur und Gesundheit mit mindestens 20 Minuten Dauer? Dann sollten Sie das folgende kurze Aufwärmtraining vorher durchführen. Sie benötigen dafür nur circa 5 bis 10 Minuten.

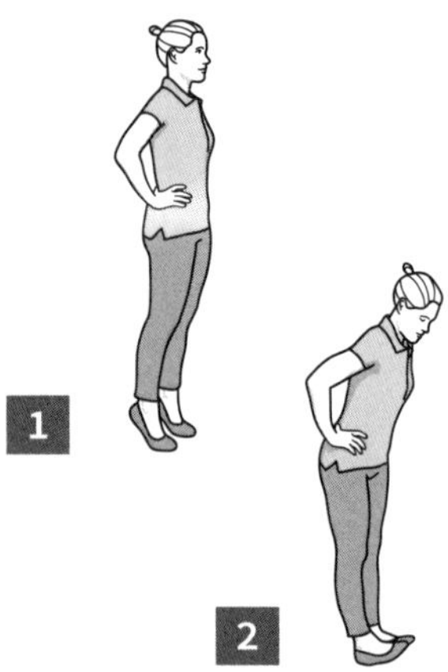

Fußwippe

1. Einen aufrechten Stand mit hüftbreit voneinander entfernt stehenden Füßen einnehmen. Die Hände in die Hüften stützen. Nun die Fersen anheben und auf die Großzehenballen stellen.
2. Die Fersen wieder absenken und die Fußspitzen vom Boden abheben. Im Wechsel fortfahren.

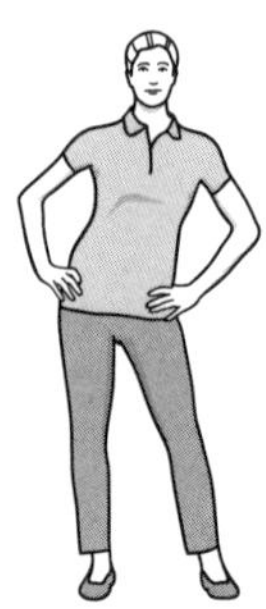

Hüftkreisen

Einen aufrechten Stand mit etwas weiter als hüftbreit voneinander entfernt stehenden Füßen einnehmen. Die Hände in die Hüften stützen. Nun mit dem Becken kleine Kreise in beide Richtungen ausführen.

Ellbogenkreisen im Stehen

1. Einen hüftbreiten Stand einnehmen, die Knie sind leicht gebeugt. Die Hände oben auf die Schultern legen.
2. Nun mit den Ellbogen Kreisbewegungen nach hinten ausführen. Dafür die Ellbogen zuerst nach vorn und oben führen.
3. Im Anschluss die Ellbogen nach hinten führen und die Kreisbewegung ausführen, bis die Ellbogen sich wieder in der Ausgangsposition befinden.

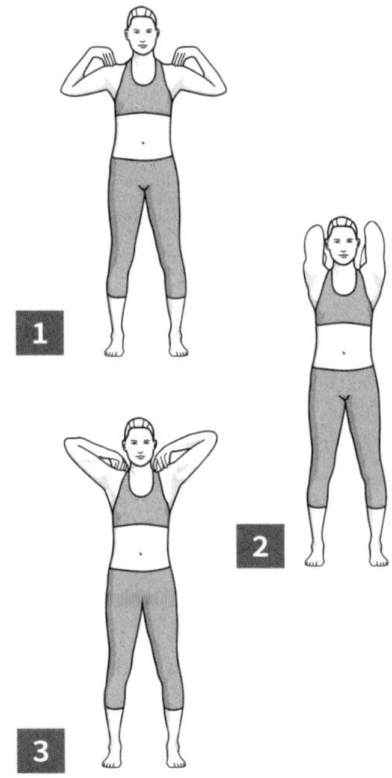

Rotation der Schultergelenke

Einen hüftbreiten Stand einnehmen. Die Arme auf Schulterhöhe zur Seite ausstrecken. Die linke Hand mit der Handfläche nach oben, die rechte Hand mit der Handfläche nach unten drehen. Der Blick geht zur rechten Hand. Diese Handpositionen fließend wechseln und den Kopf immer in Richtung der nach unten zeigenden Handfläche drehen.

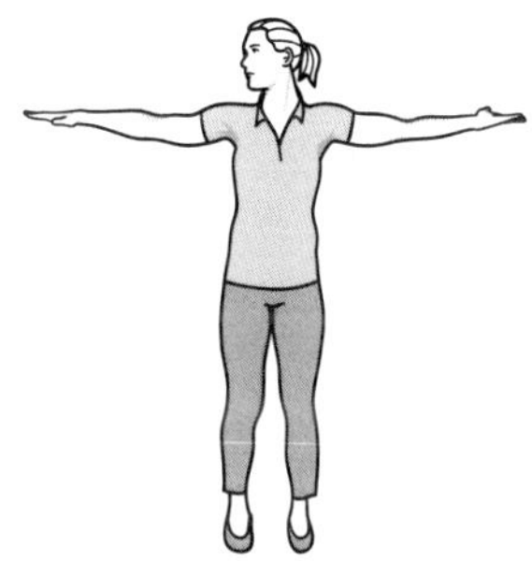

Diagonale Körperstreckung

1. Auf das rechte Bein stellen. Das freie linke Bein etwas nach außen wegstellen. Den gegenüberliegenden rechten Arm nach diagonal oben rechts strecken.
2. Nun rechte Hand und linkes Knie zueinander- und auseinanderführen. Die Übung nach Abschluss der vorgegebenen Wiederholungen mit der linken Hand und dem rechten Knie ausführen.

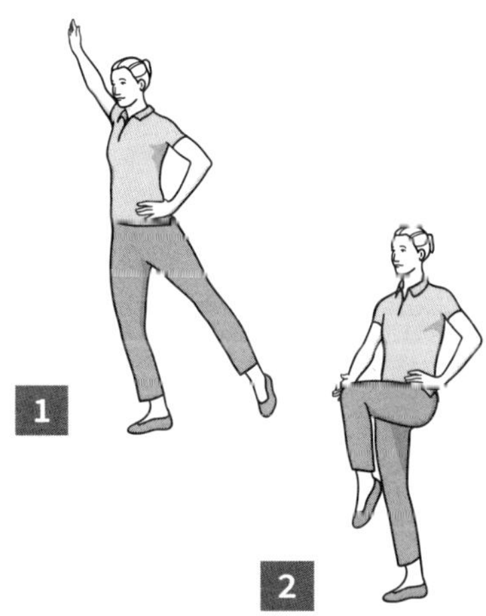

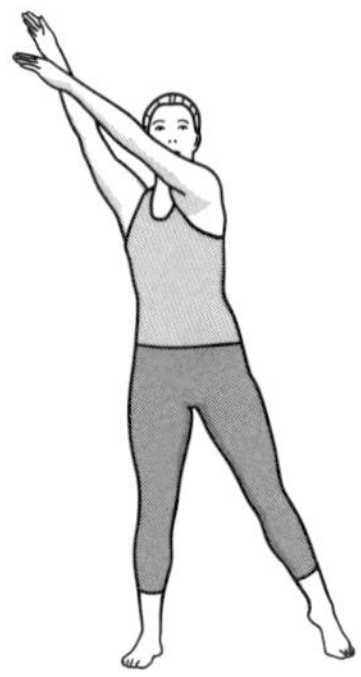

1

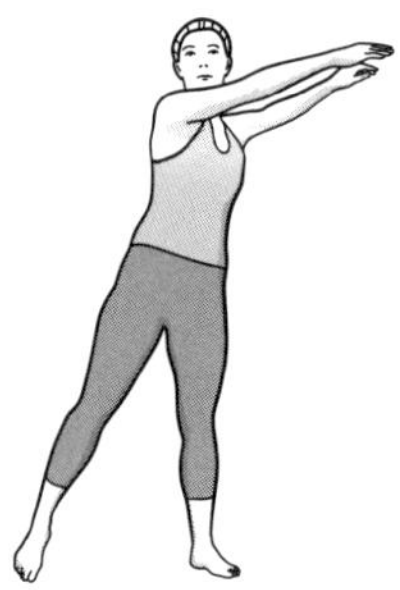

2

Side to Side

1. Einen breiten Grätschstand mit weiter als schulterbreit voneinander entfernten Füßen einnehmen. Das linke Bein leicht nach außen wegstellen. Beide Arme nach rechts strecken.
2. Nun das Körpergewicht von einem zum anderen Bein verlagern und die Arme locker zur jeweiligen Seite des Standbeins mitschwingen.

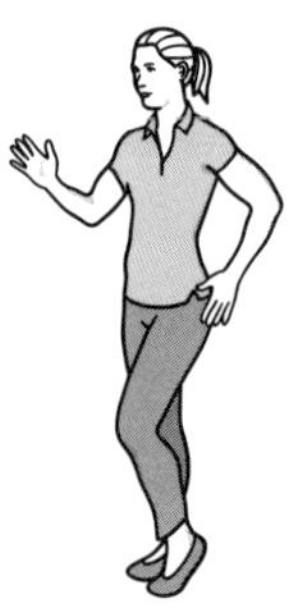

Gehen am Platz

Einen hüftbreiten, aufrechten Stand einnehmen. Nun am Platz gehen, dabei die Arme rechtwinklig gegengleich zu den Beinen und dynamisch neben dem Körper mitführen.

Aufbau der Workouts

Die Workouts sind immer gleich aufgebaut: Auf der linken Seite finden Sie eine Übersicht über Ihr Workout mit Schwierigkeitsgrad, Trainingsdauer, Übungsnamen, Wiederholungszahl beziehungsweise Belastungszeit, Sätze und Seitenangaben der Übungsbeschreibung.

- **Thema:** In der Überschrift steht das Thema beziehungsweise der Name und Inhalt des Workouts.
- **Schwierigkeitsgrad 1, 2 oder 3:** Diese Zahl gibt einen Hinweis auf das Schwierigkeitslevel des Workouts. 1 bedeutet leicht, 2 bedeutet mittel und 3 bedeutet schwer.
- **Trainingsdauer:** Die Dauer des Workouts kann natürlich nur ungefähr angegeben werden. Sie variiert je nach Tempo der Übungsausführung und persönlichen Pausengestaltung.
- **Übungen:** Die Übungsausführungen sind im letzten Kapitel des Buchs beschrieben.
- **Wiederholungen/Belastungszeit:** Diese Angaben können Sie variieren, falls Sie das Gefühl haben, dass Sie die vorgegebenen Wiederholungen oder Belastungszeiten noch nicht schaffen.
- **Sätze:** Sätze bezeichnen die Durchgänge der einzelnen Übungen. Sind mehrere Sätze bei einer Übung gefordert, dann machen Sie zwischen den einzelnen Durchgängen etwa 30 Sekunden Pause. Dies würde bei einer Übung mit 20 Wiederholungen und 2 Sätzen folgendermaßen aussehen: Übung für 20 Wiederholungen ausführen – 30 Sekunden lang pausieren – Übung für 20 Wiederholungen ausführen.
- **Seite:** Am Ende des Buchs finden Sie auf der angegebenen Seite die Übungsausführungen genau beschrieben. Lesen Sie sich diese gewissenhaft durch, bevor Sie mit dem Training beginnen. Dann können Sie im Anschluss flüssig und ohne lange Pausen Ihr Workout genießen.

Dauer des Trainings

In den 50 Workouts sind sowohl kurze, zeitsparende Einheiten für zwischendurch als auch längere Trainingseinheiten von 15 bis 30 Minuten Dauer enthalten. Wählen Sie sich also ein Workout nach Lust, Laune und verfügbarer Zeit aus. Möchten Sie heute »nur« zwischendurch ein kurzes Training absolvieren, dann suchen Sie sich ein kurzes Workout mit einer Dauer bis 10 Minuten aus. Planen Sie ein längeres Training, dann wählen Sie ein Workout für Figur und Gesundheit mit 20 bis 30 Minuten Dauer.

Achten Sie auf viel Abwechslung, das heißt, probieren Sie im Wechsel alle Workouts irgendwann einmal aus. Vielleicht schlagen Sie auch einfach per Zufall eine Seite des Buchs auf und absolvieren das Workout, das Sie gerade vor sich sehen. Seien Sie aufgeschlossen. Das hält nicht nur Ihren Körper jung, sondern auch Ihren Geist!

Die Workouts

2

1 Beweglichkeitstraining für den ganzen Körper

Trainingsdauer: 15 Minuten

1 2 3

	Übungen	Wiederholungen (Wdh.)/ Belastungszeit (Sek./Min.)	Sätze	Seite
1	Schulterachter	15. Wdh.	1	122
2	Ellbogenkreisen im Stehen	1 Min.	1	11
3	Armpendeln	1 Min.	1	118
4	Räkeln und Strecken im Stehen	1 Min.	1	120
5	Hüftkreisen	15 Wdh. je Richtung	1	10
6	Fußwippe	15 Wdh.	1	10
7	Katze-Pferd-Mobilisation	15 Wdh.	1	120
8	Rotation der Brustwirbelsäule im Vierfüßlerstand	15 Wdh. je Seite	1	121
9	Krokodil	1 Min. halten je Seite	1	138

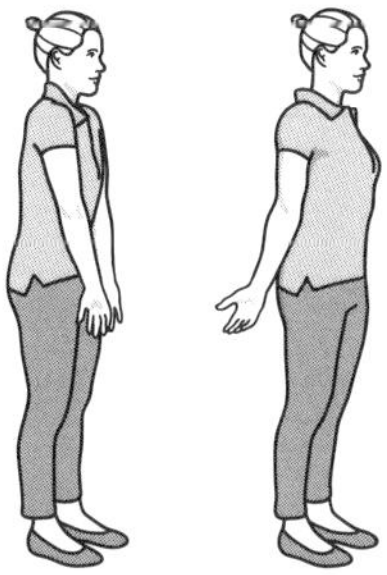

1 Schulterachter

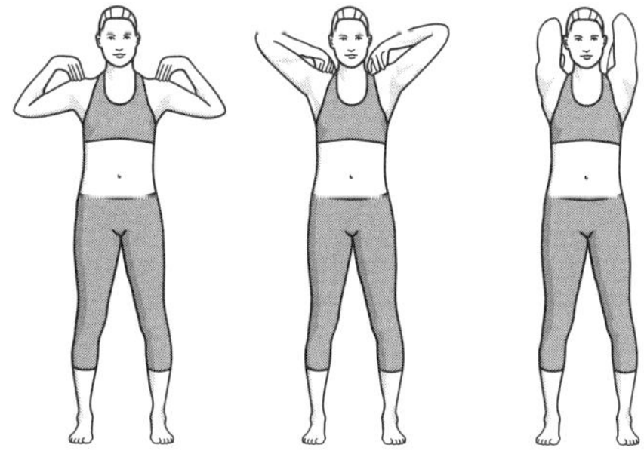

2 Ellbogenkreisen im Stehen

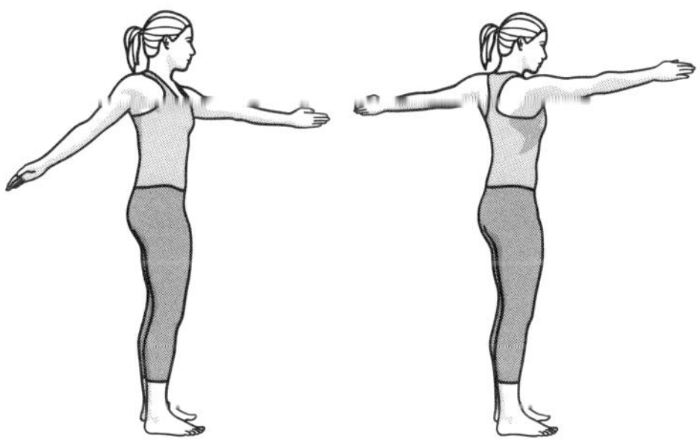

3 Armpendeln

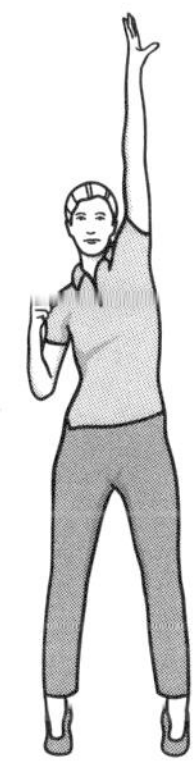

4 Räkeln und Strecken im Stehen

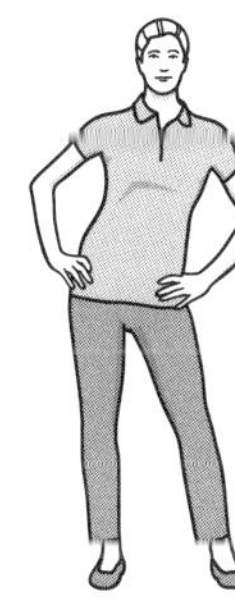

5 Hüftkreisen

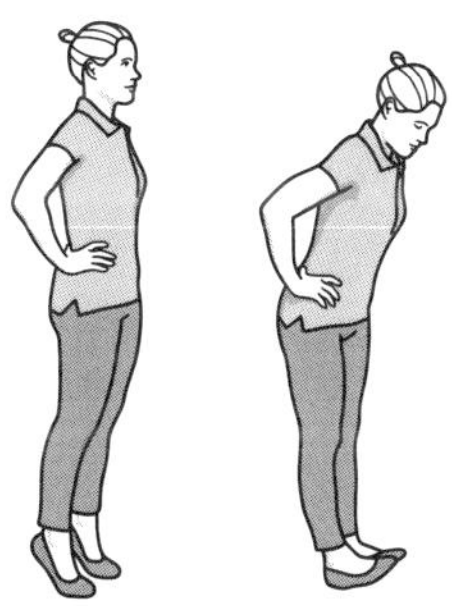

6 Fußwippe

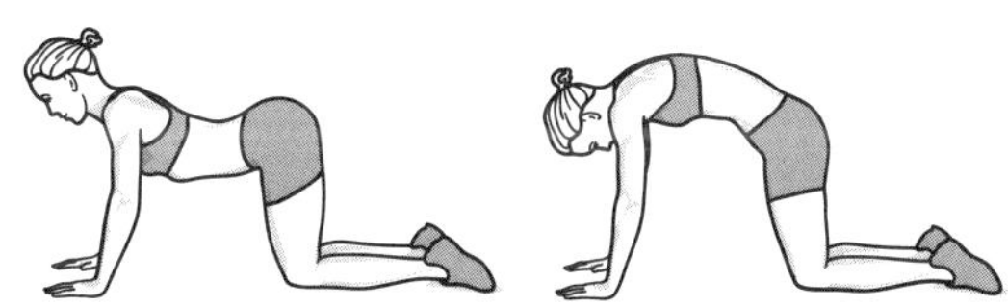

7 Katze-Pferd-Mobilisation

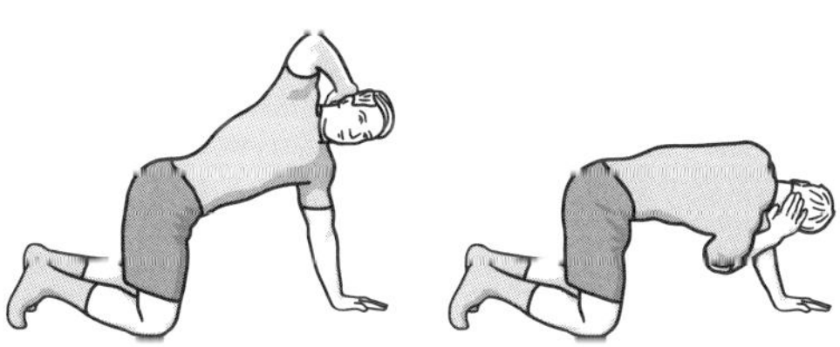

8 Rotation der Brustwirbelsäule im Vierfüßlerstand

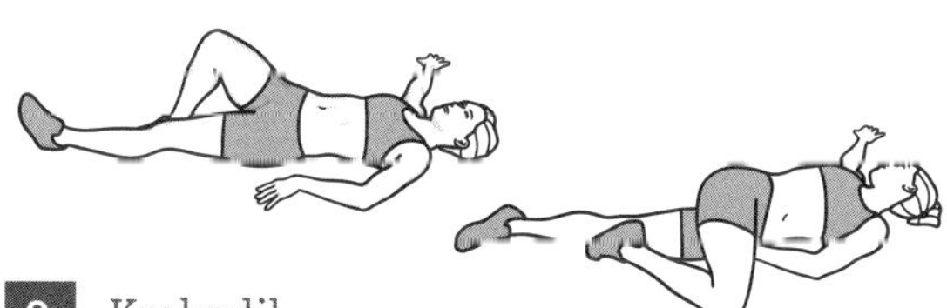

9 Krokodil

2 Beweglichkeitstraining für eine aufrechte Haltung

Trainingsdauer: 20 Minuten

1 2 3

	Übungen	Wiederholungen (Wdh.)/ Belastungszeit (Sek./Min.)	Sätze	Seite
1	Aufrechter Stand	1 Min.	1	141
2	Fußwippe	30 Wdh.	1	10
3	Hüftkreisen	15 Wdh. je Richtung	1	10
4	Schulterachter	30 Wdh.	1	122
5	Räkeln und Strecken im Stehen	1 Min.	1	120
6	Hacken	20 Sek.	2	130
7	Dehnung des Hüftbeugers im Ausfallschritt	1 Min. je Seite	1	136
8	Stabilisation im Vierfüßlerstand	1 Min.	1	132
9	Seitstütz mit Beckenheben	15 Wdh. je Seite	1	132
10	Oberkörperrotation im Sitzen	1 Min. halten je Seite	1	138

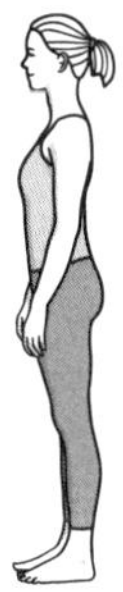

1 Aufrechter Stand

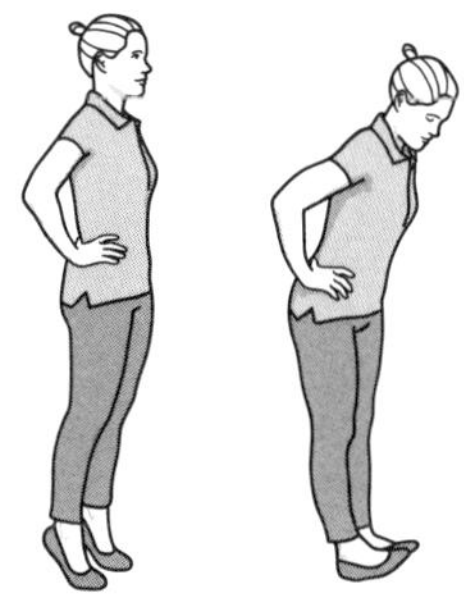

2 Fußwippe

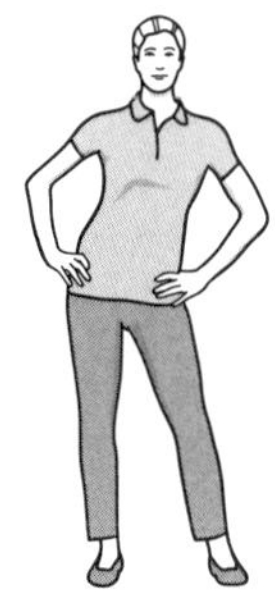

3 Hüftkreisen

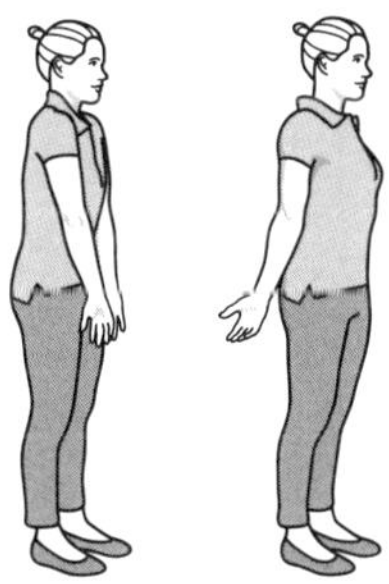

4 Schulterachter

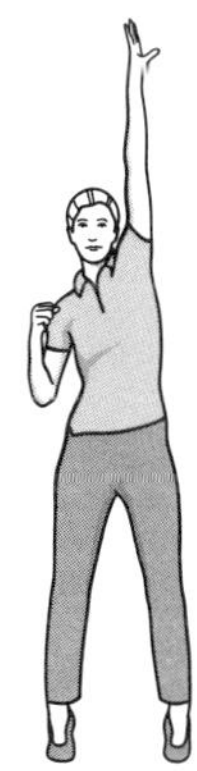

5 Räkeln und Strecken im Stehen

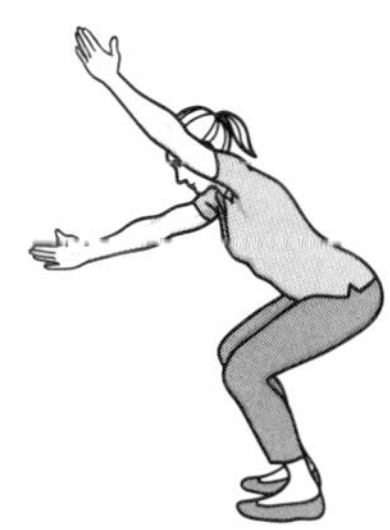

6 Hacken

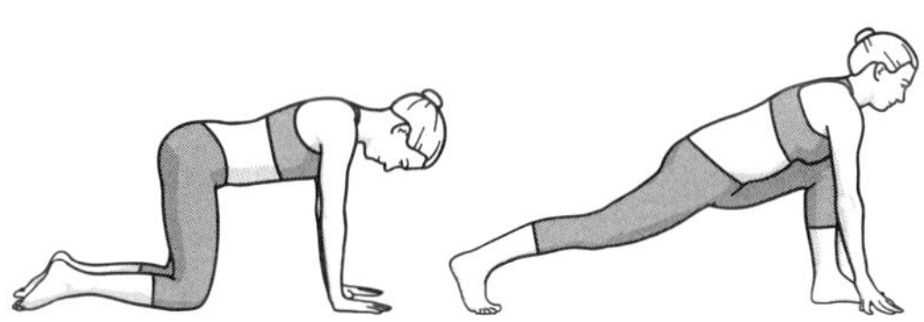

7 Dehnung des Hüftbeugers im Ausfallschritt

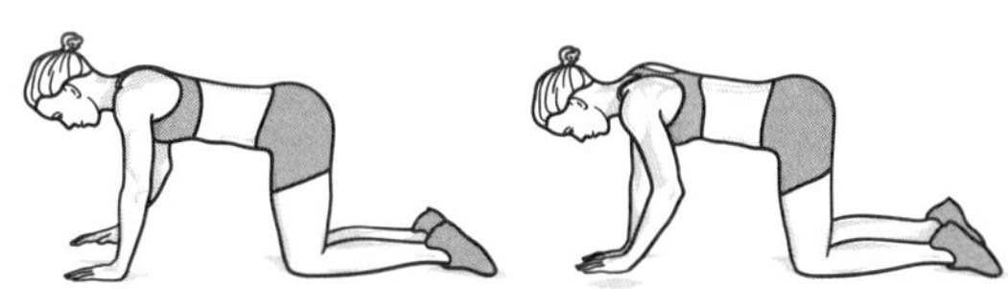

8 Stabilisation im Vierfüßlerstand

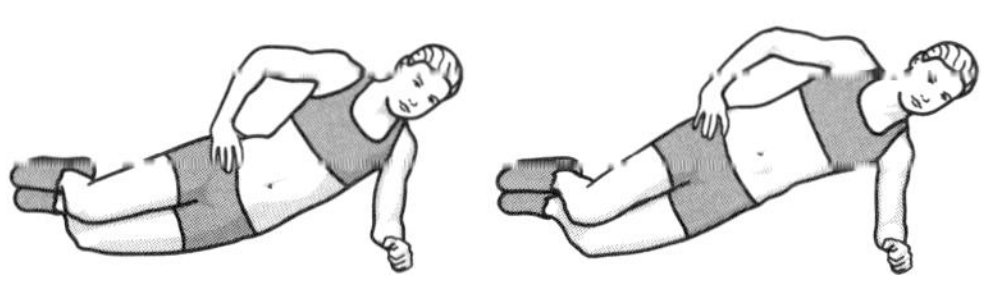

9 Seitstütz mit Beckenheben

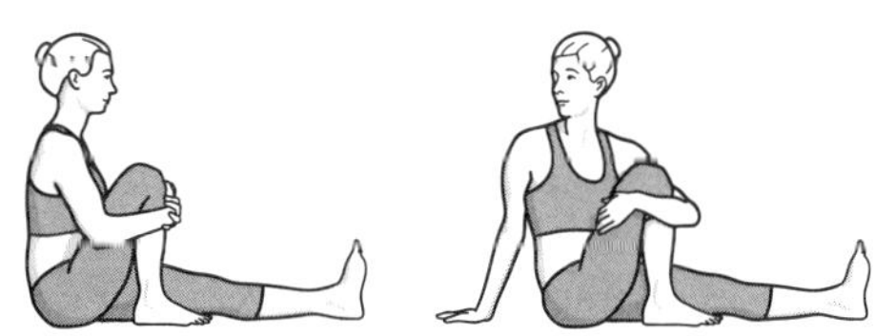

10 Oberkörperrotation im Sitzen

3 Fit und beweglich mit Stuhl

Trainingsdauer: 10 Minuten
Benötigte Hilfsmittel: Stuhl

1 2 3

	Übungen	Wiederholungen (Wdh.)/ Belastungszeit (Sek./Min.)	Sätze	Seite
1	Wechselseitiges Hochziehen der Schultern im Sitzen	15 Wdh. je Seite	1	122
2	Räkeln und Strecken im Sitzen	1 Min.	1	120
3	Rotation der Brustwirbelsäule im Sitzen	15 Wdh. je Seite	1	121
4	Fersen und Fußspitzen heben	30 Wdh.	1	119
5	Gehen im Sitzen	1 Min.	1	122
6	Kniebeuge mit Stuhl	15 Wdh.	2	126
7	Nackendehnung im Sitzen	1 Min. je Seite	1	137

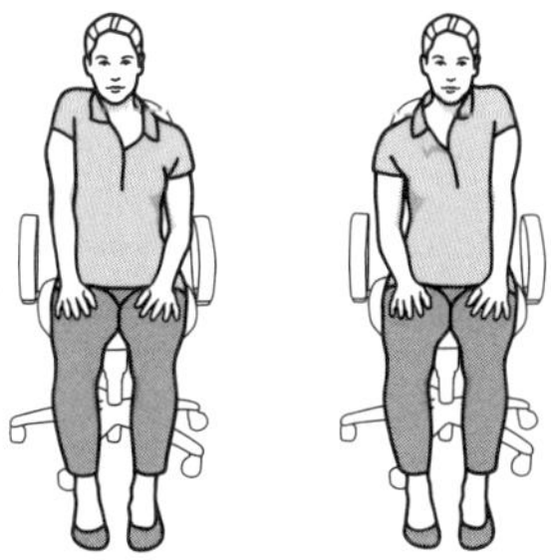

1 Wechselseitiges Hochziehen der Schultern im Sitzen

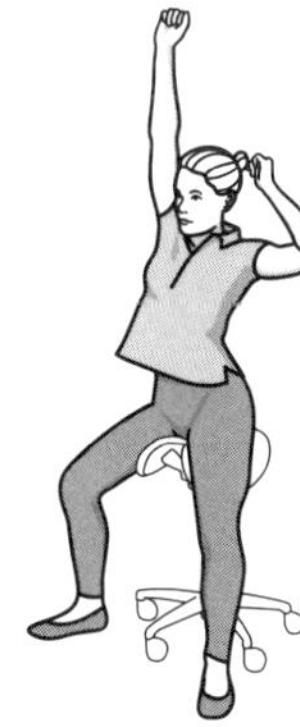

2 Räkeln und Strecken im Sitzen

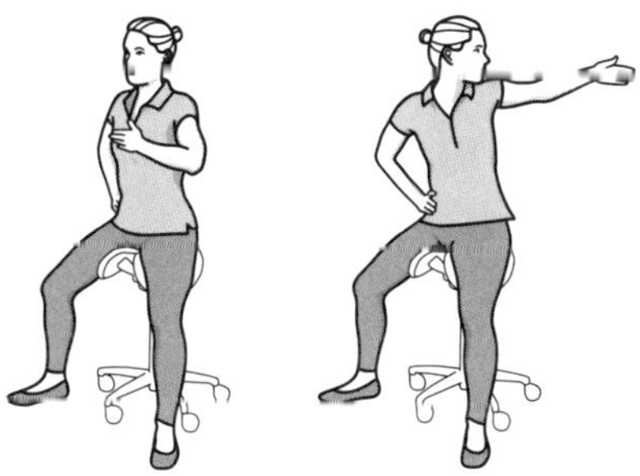

3 Rotation der Brustwirbelsäule im Sitzen

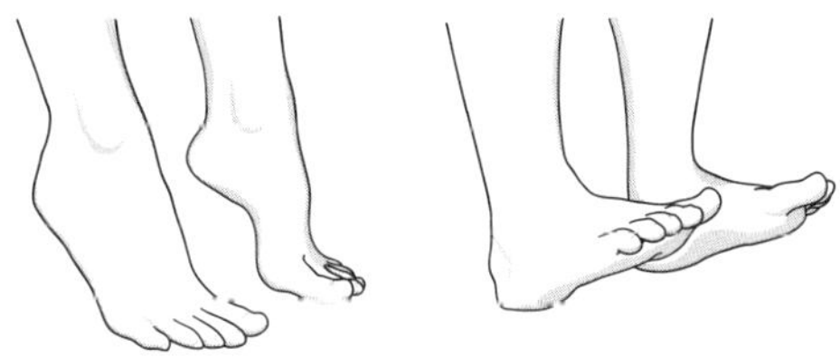

4 Fersen und Fußspitzen heben

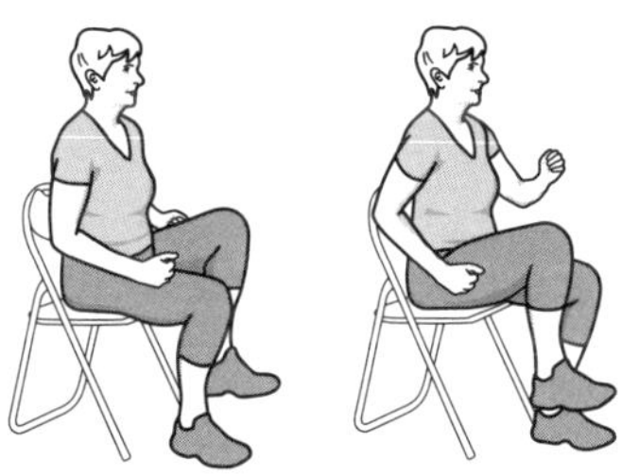

5 Gehen im Sitzen

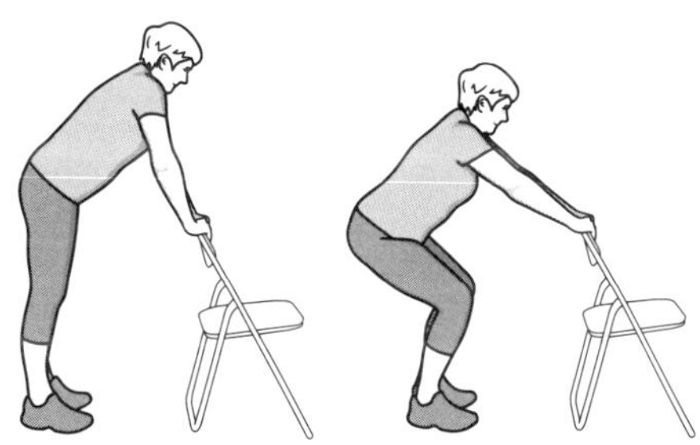

6 Kniebeuge mit Stuhl

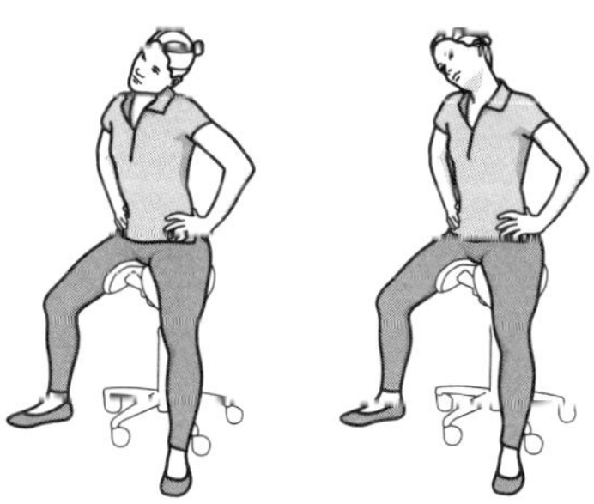

7 Nackendehnung im Sitzen

4 Gleichgewichtstraining

Trainingsdauer: 20 Minuten

1 **2** 3

	Übungen	Wiederholungen (Wdh.)/ Belastungszeit (Sek./Min.)	Sätze	Seite
1	Aufrechter Stand	1 Min.	1	141
2	Einbeinstand mit überkreuzten Armen	20 Sek. halten je Seite	1	142
3	Armkoordination mit Beinheben	30 Sek. je Seite	1	142
4	Flieger	10 Wdh. je Seite	1	125
5	Seitliches Beinheben	20 Wdh. je Seite	2	123
6	Arm- und Beinstrecken im Vierfüßlerstand	10 Wdh. je Seite	2	133
7	Brücke mit Beinheben	10 Wdh. je Seite	2	125
8	Dehnung des Gesäßes mit überschlagenem Bein	1 Min. halten je Seite	1	136
9	Dehnung der Beinrückseite im Liegen	1 Min. halten je Seite	1	134
10	Aufrechter Stand	1 Min.	1	141

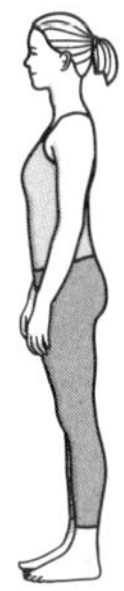

1 Aufrechter Stand

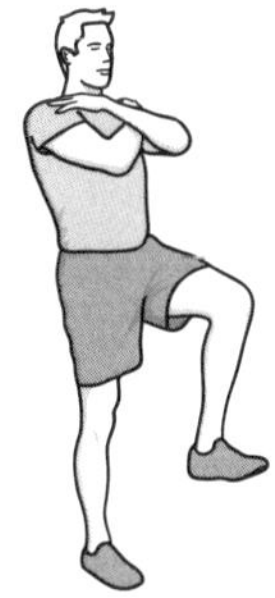

2 Einbeinstand mit überkreuzten Armen

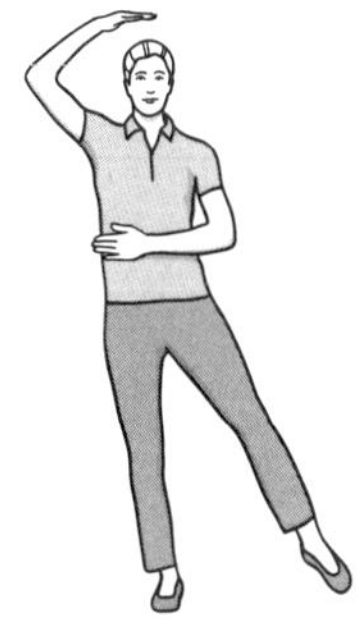

3 Armkoordination mit Beinheben

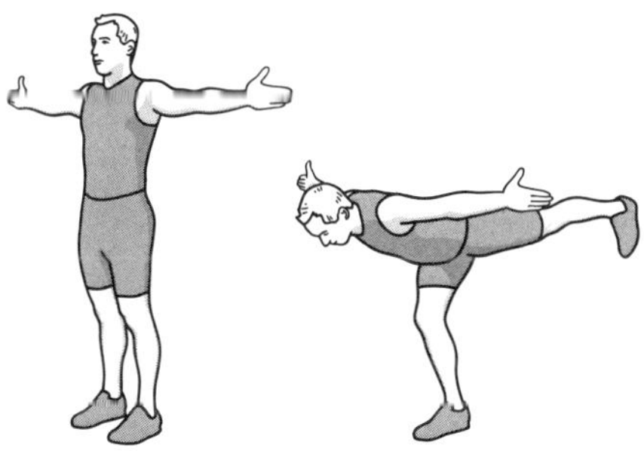

4 Flieger

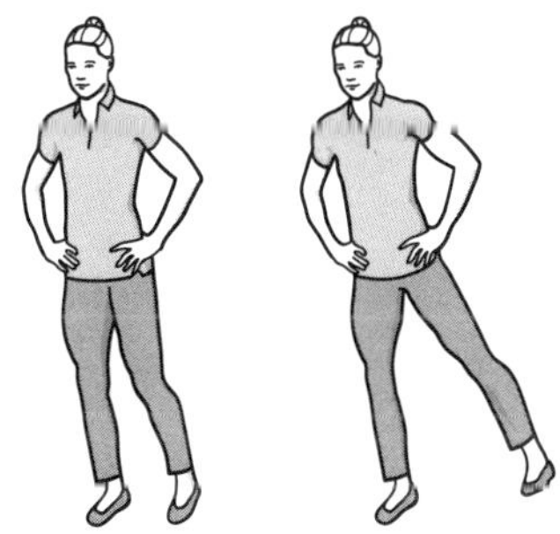

5 Seitliches Beinheben

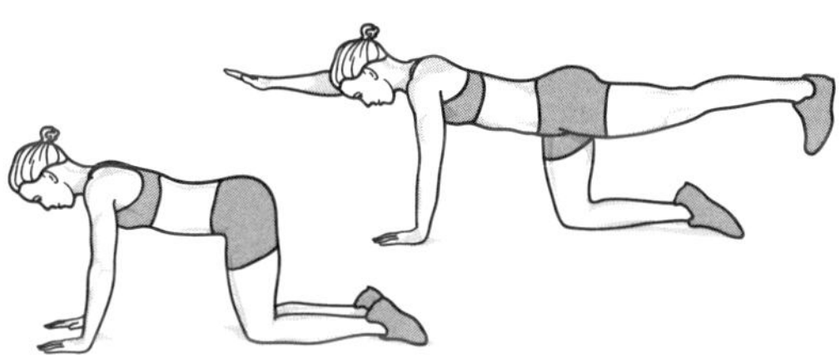

6 Arm- und Beinstrecken im Vierfüßlerstand

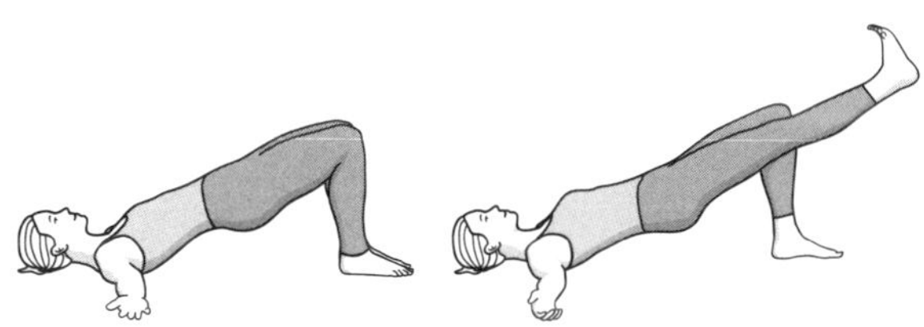

7 Brücke mit Beinheben

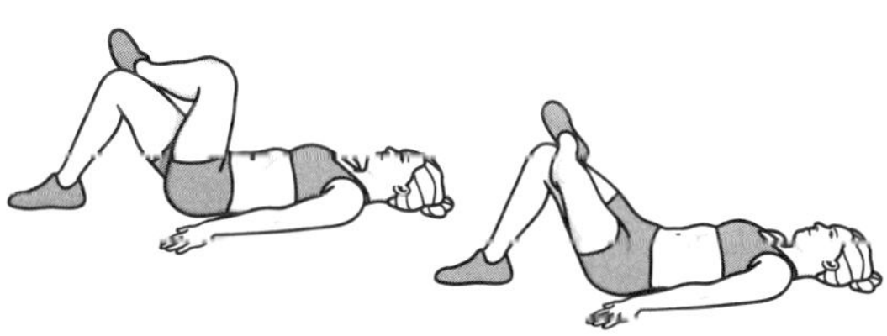

8 Dehnung des Gesäßes mit überschlagenem Bein

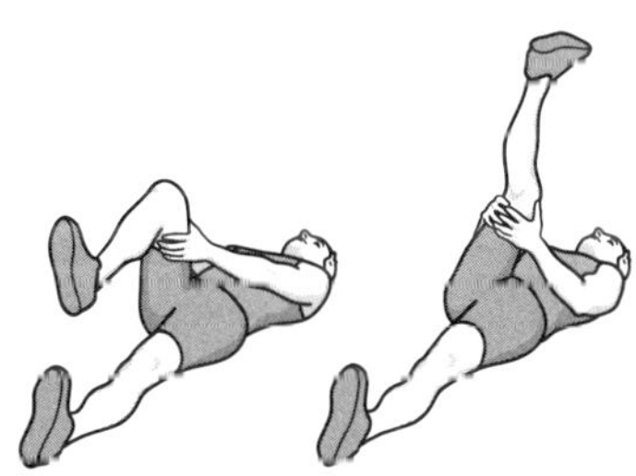

9 Dehnung der Beinrückseite im Liegen

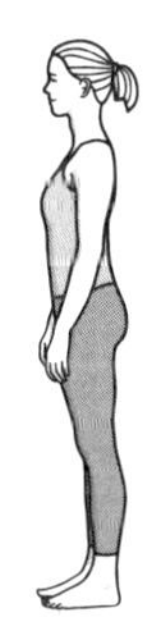

10 Aufrechter Stand

5 Funktionelles Training für den Alltag

Trainingsdauer: 30 Minuten

1 **2** 3

	Übungen	Wiederholungen (Wdh.)/ Belastungszeit (Sek./Min.)	Sätze	Seite
1	Ausfallschritt	20 Wdh. je Seite	2	123
2	Kniebeuge	20 Wdh.	2	126
3	Flieger	15 Wdh. je Seite	2	125
4	Seitliches Beinheben	20 Wdh. je Seite	2	123
5	Beinstrecken im Ellbogenstütz	20 Wdh. je Seite	2	130
6	Liegestütz	15 Wdh.	2	131
7	Einbeiniges Beckenheben	20 Wdh. je Seite	2	124
8	Diagonaler Crunch	20 Wdh. je Seite	2	131
9	Dehnung der Beinrückseite im Liegen	1 Min. halten je Seite	1	134
10	Dehnung des Hüftbeugers in Seitlage	1 Min. halten je Seite	1	136

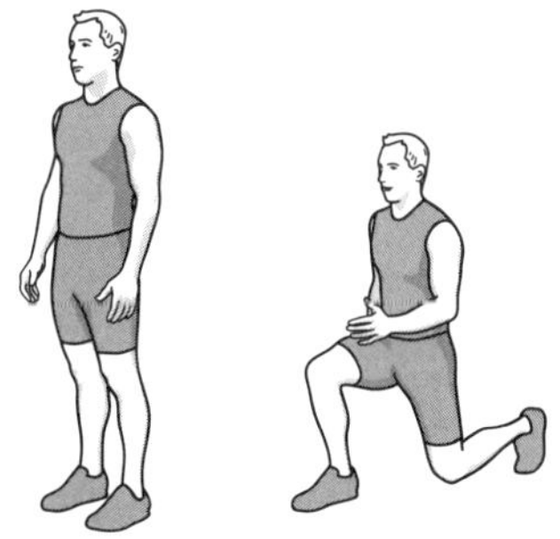

1 Ausfallschritt

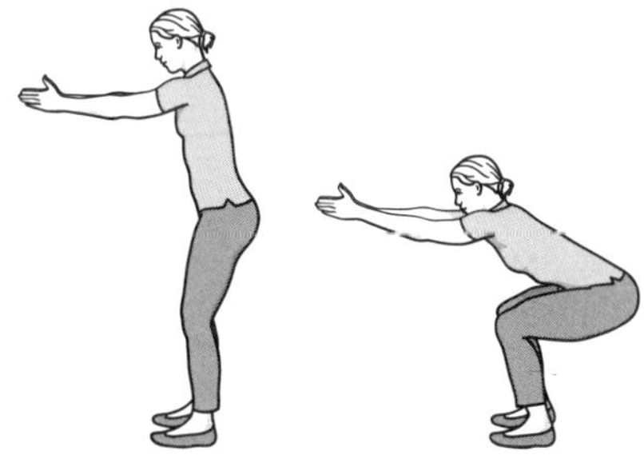

2 Kniebeuge

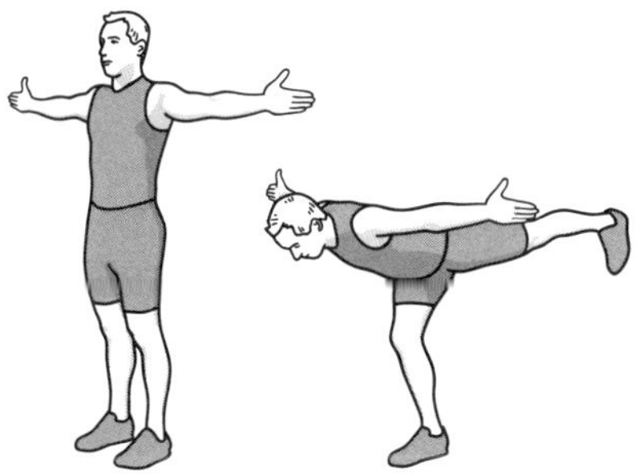

3 Flieger

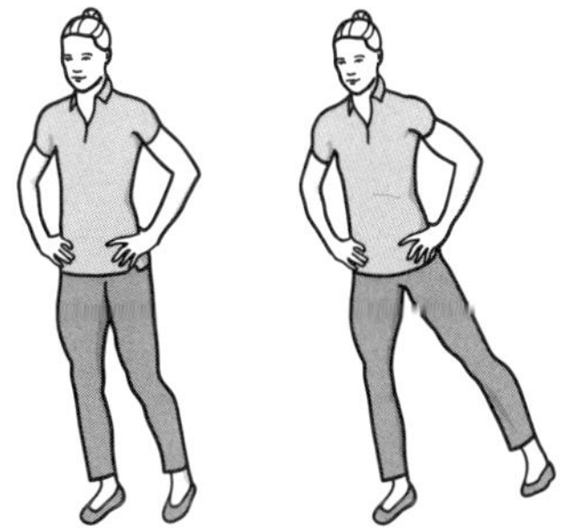

4 Seitliches Beinheben

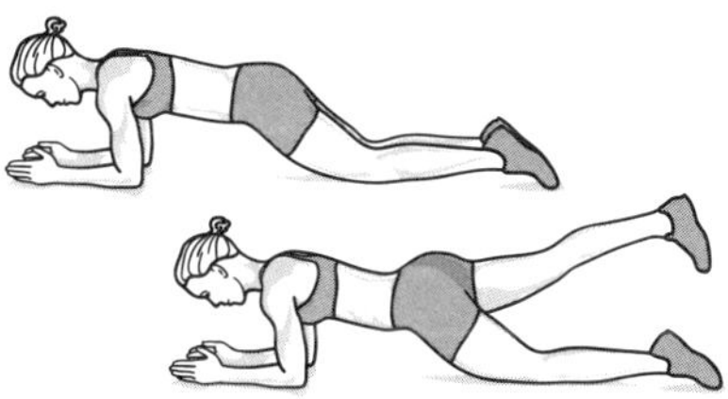

5 Beinstrecken im Ellbogenstütz

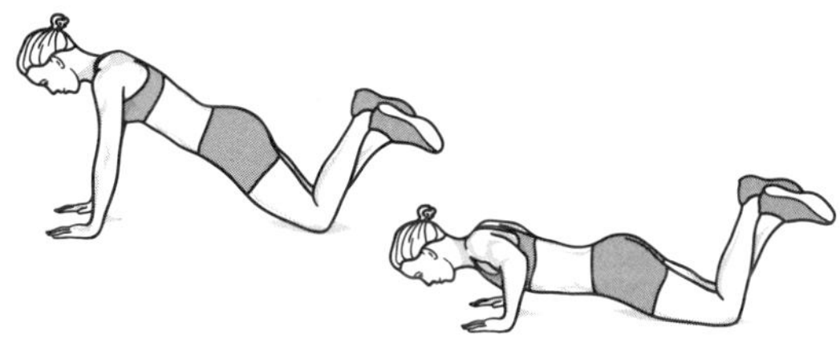

6 Liegestütz

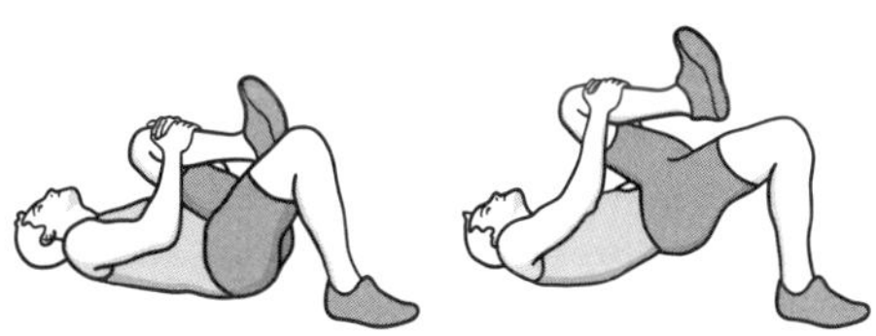

7 Einbeiniges Beckenheben

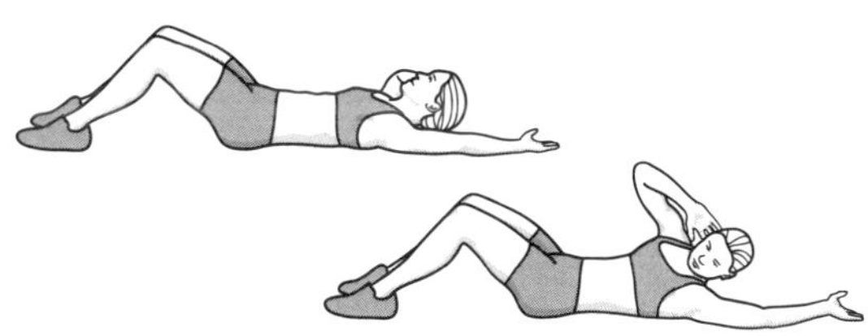

8 Diagonaler Crunch

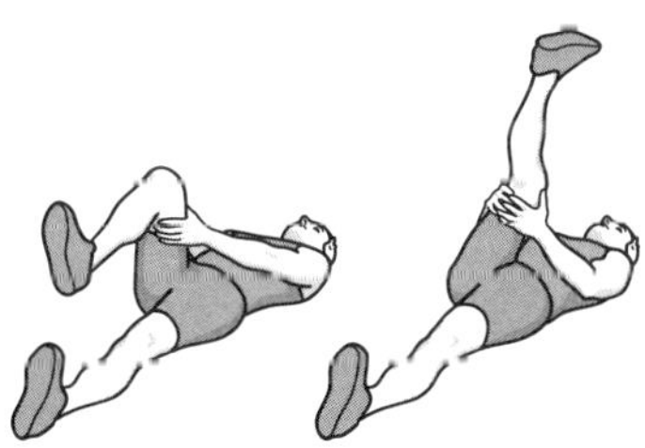

9 Dehnung der Beinrückseite im Liegen

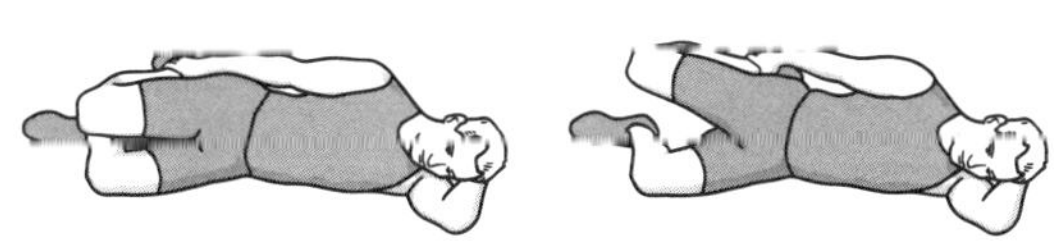

10 Dehnung des Hüftbeugers in Seitlage

6 Ganzkörpertraining

Trainingsdauer: 30 Minuten

1 2 **3**

	Übungen	Wiederholungen (Wdh.)/ Belastungszeit (Sek./Min.)	Sätze	Seite
1	Kniebeuge	15 Wdh.	2	126
2	Beinstrecken im Ellbogenstütz	15 Wdh. je Seite	2	130
3	Liegestütz	15 Wdh.	2	131
4	Seitstütz mit Beckenheben	15 Wdh. je Seite	2	132
5	Adduktorentraining im Liegen	15 Wdh. je Seite	2	127
6	Einbeiniges Beckenheben	15 Wdh. je Seite	2	124
7	Diagonaler Crunch	15 Wdh. je Seite	2	131
8	Dehnung der Beinrückseite im Liegen	1 Min. halten je Seite	1	134
9	Dehnung des Gesäßes mit angezogenen Beinen	1 Min. halten je Seite	1	135
10	Dehnung des Hüftbeugers in Seitlage	1 Min. halten je Seite	1	136

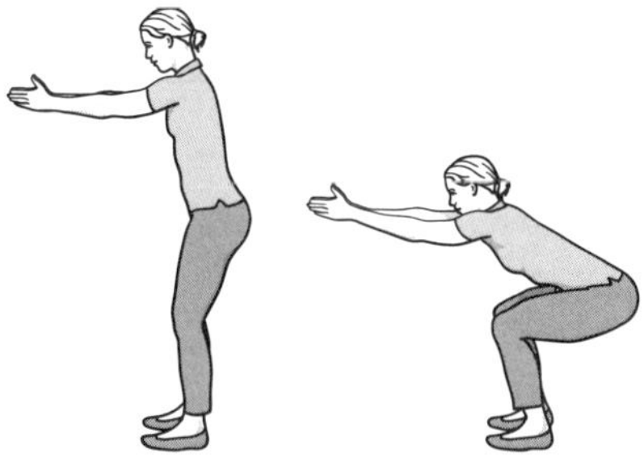

1 Kniebeuge

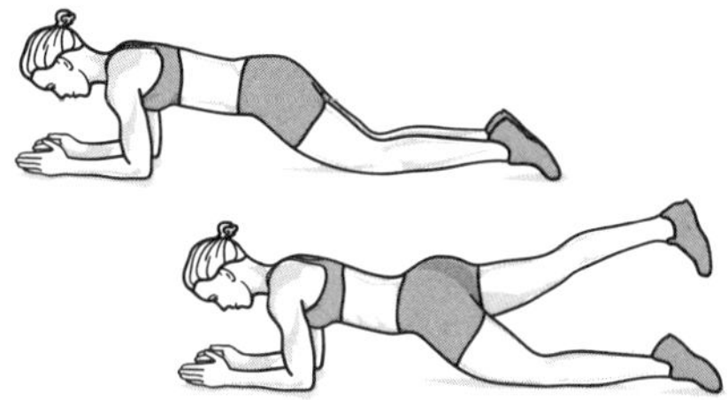

2 Beinstrecken im Ellbogenstütz

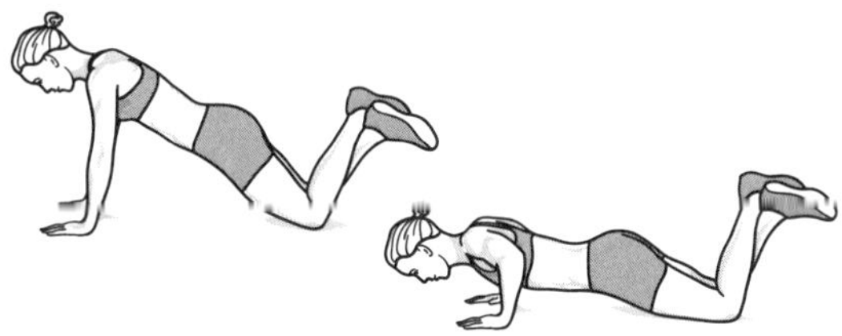

3 Liegestütz

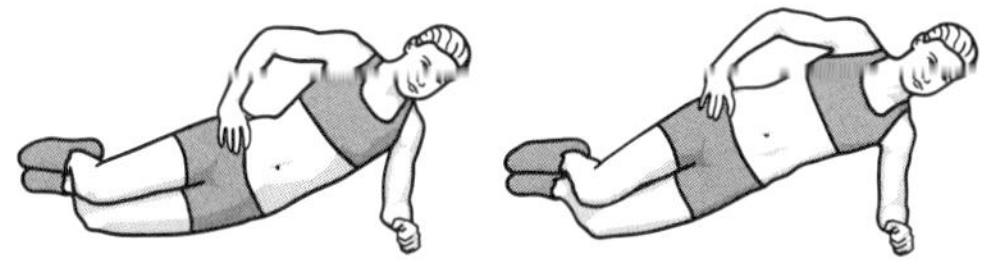

4 Seitstütz mit Beckenheben

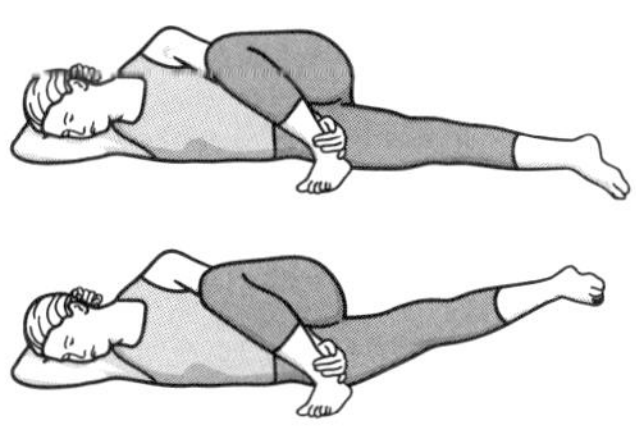

5 Adduktorentraining im Liegen

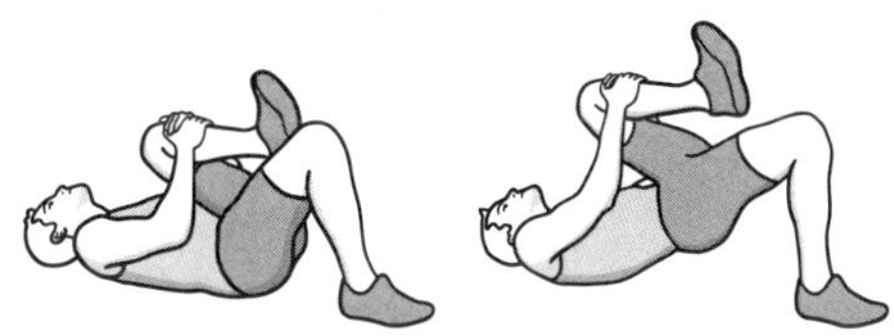

6 Einbeiniges Beckenheben

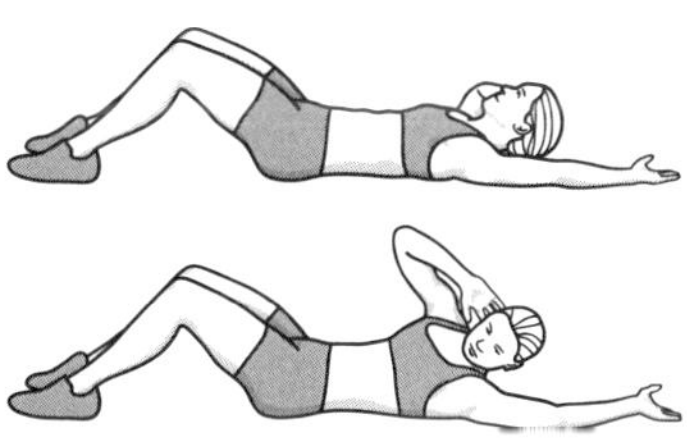

7 Diagonaler Crunch

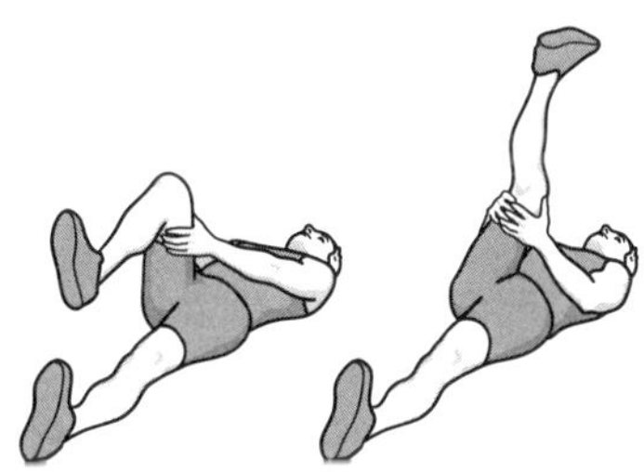

8 Dehnung der Beinrückseite im Liegen

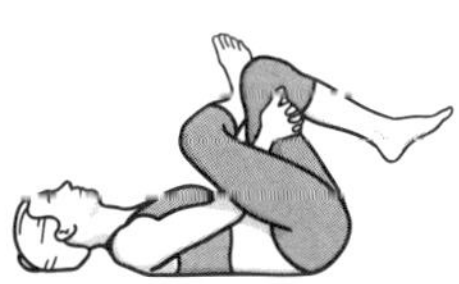

9 Dehnung des Gesäßes mit angezogenen Beinen

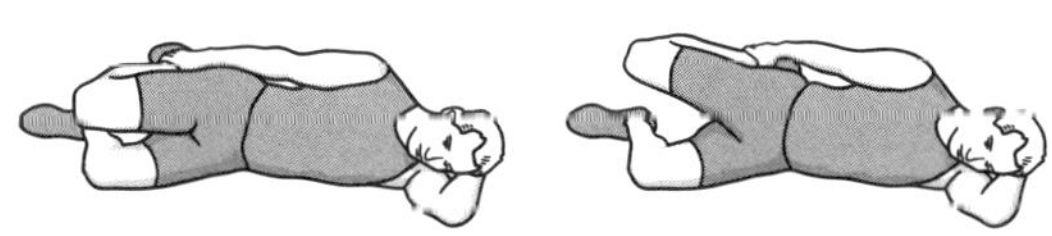

10 Dehnung des Hüftbeugers in Seitlage

7 Figurtraining

Trainingsdauer: 30 Minuten

1 2 **3**

	Übungen	Wiederholungen (Wdh.)/ Belastungszeit (Sek./Min.)	Sätze	Seite
1	Kniebeuge	15 Wdh.	2	126
2	Kick-back im Vierfüßlerstand	15 Wdh. je Seite	2	126
3	Liegestütz	15 Wdh.	2	131
4	Muschel	15 Wdh. je Seite	2	127
5	Diagonaler Crunch	15 Wdh. je Seite	2	131
6	Brücke	15 Wdh.	2	124
7	Dehnung des Gesäßes mit überschlagenem Bein	1 Min. halten je Seite	1	136
8	Beckendrehen im Liegen	1 Min. halten je Seite	1	137
9	Dehnung des Hüftbeugers in Seitlage	1 Min. halten je Seite	1	136
10	Aufrechter Stand	1 Min.	1	141

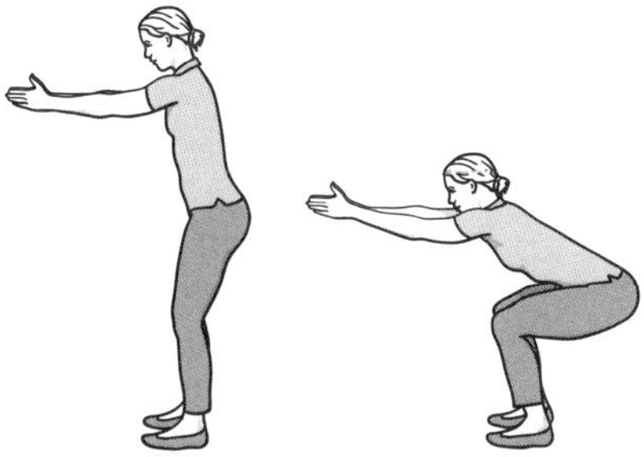

1 Kniebeuge

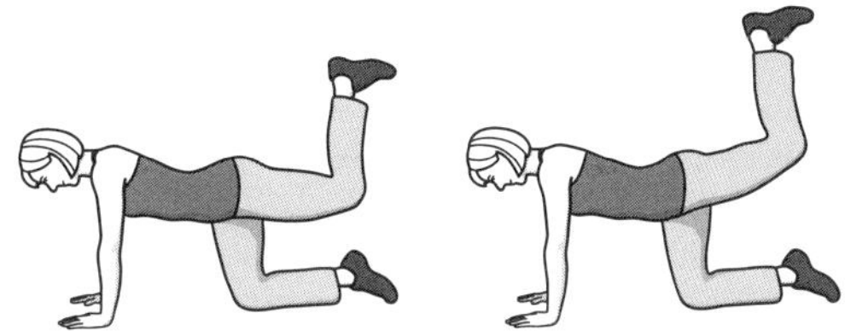

2 Kick-back im Vierfüßlerstand

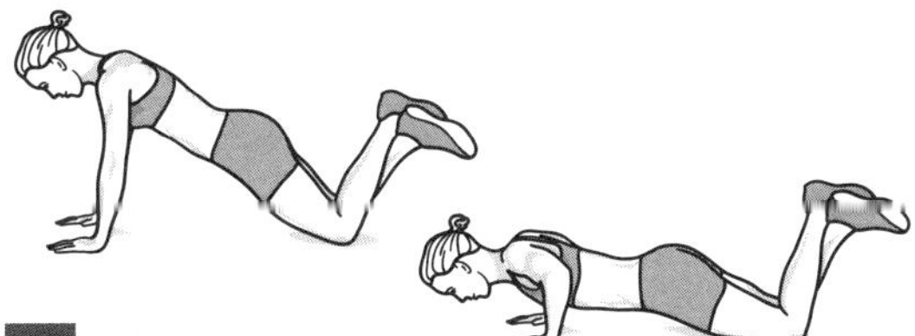

3 Liegestütz

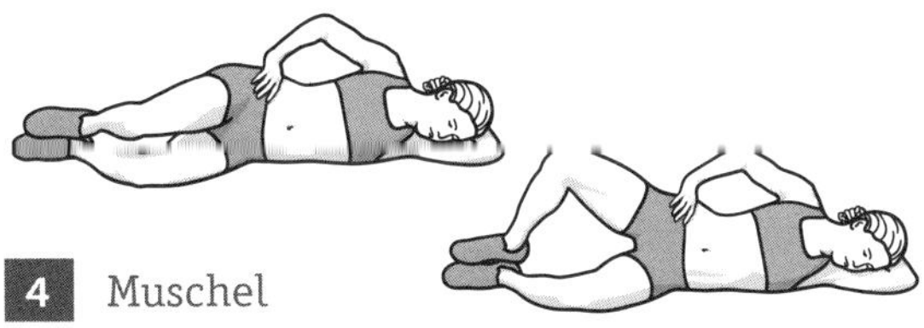

4 Muschel

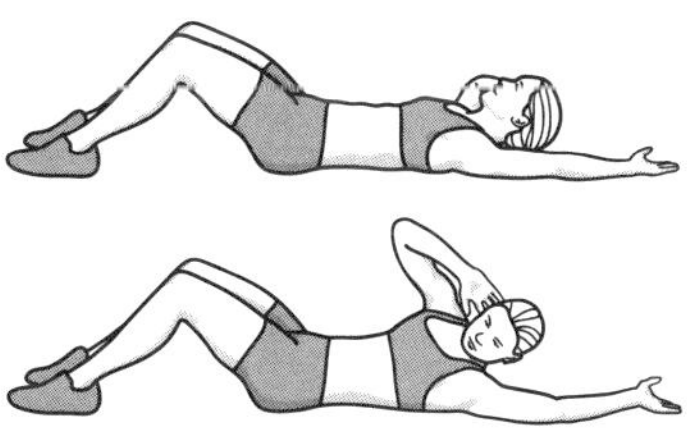

5 Diagonaler Crunch

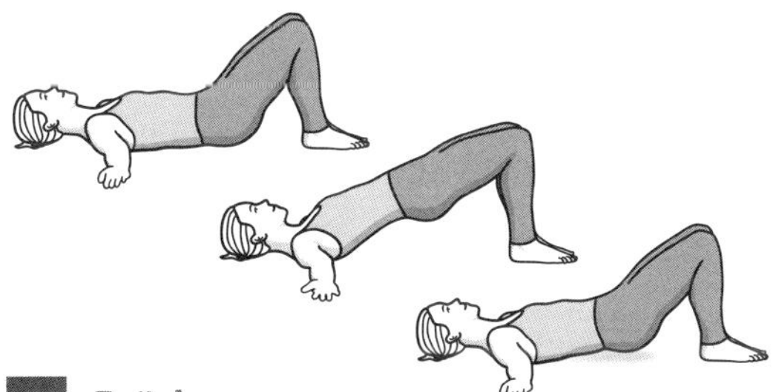

6 Brücke

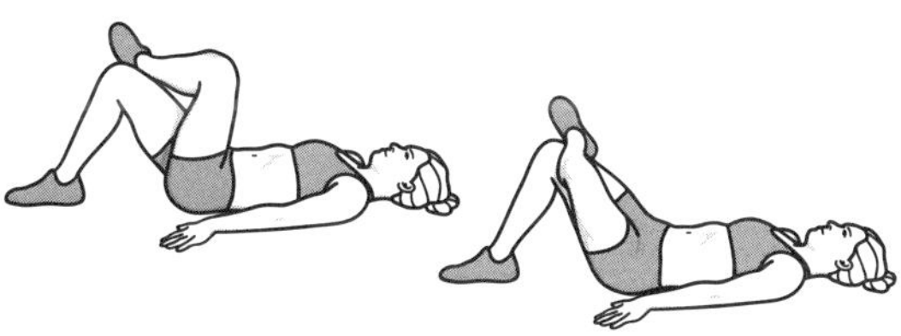

7 Dehnung des Gesäßes mit überschlagenem Bein

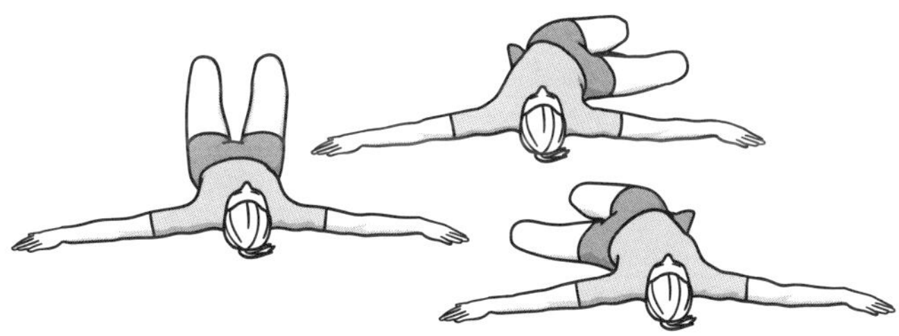

8 Beckendrehen im Liegen

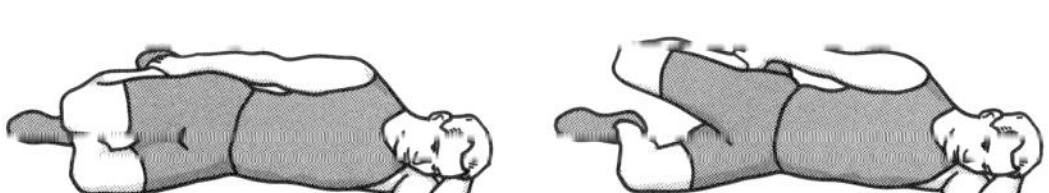

9 Dehnung des Hüftbeugers in Seitlage

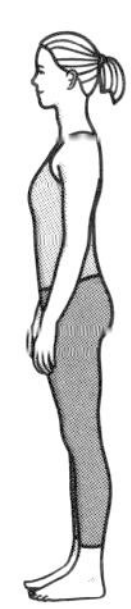

10 Aufrechter Stand

8 Bauch, Beine, Po – Training am Boden

Trainingsdauer: 30 Minuten

1 2 3

	Übungen	Wiederholungen (Wdh.)/ Belastungszeit (Sek./Min.)	Sätze	Seite
1	Kick-back im Vierfüßlerstand	15 Wdh. je Seite	2	126
2	Seitstütz mit Beckenheben	15 Wdh. je Seite	2	132
3	Muschel	15 Wdh. je Seite	2	127
4	Adduktorentraining im Liegen	15 Wdh. je Seite	2	127
5	Diagonaler Crunch	15 Wdh. je Seite	2	131
6	Brücke mit Beinheben	15 Wdh. je Seite	2	125
7	Dehnung des Gesäßes mit überschlagenem Bein	1 Min. halten je Seite	1	136
8	Dehnung des Gesäßes in Rückenlage	1 Min. halten je Seite	1	135
9	Beckendrehen im Liegen	1 Min. halten je Seite	1	137

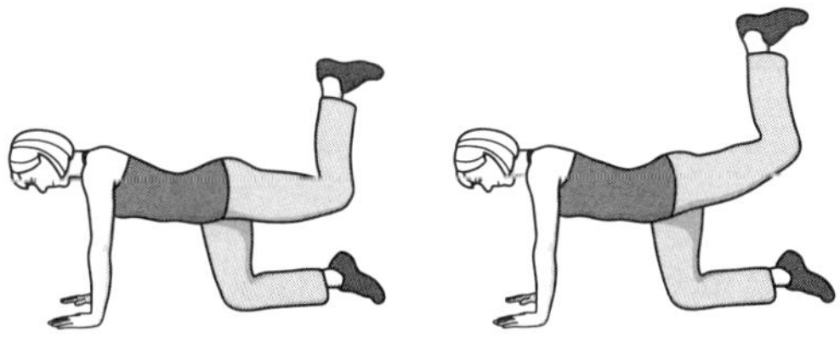

1 Kick-back im Vierfüßlerstand

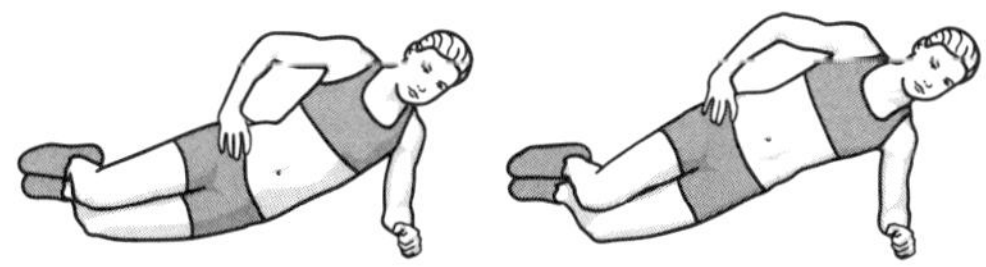

2 Seitstütz mit Beckenheben

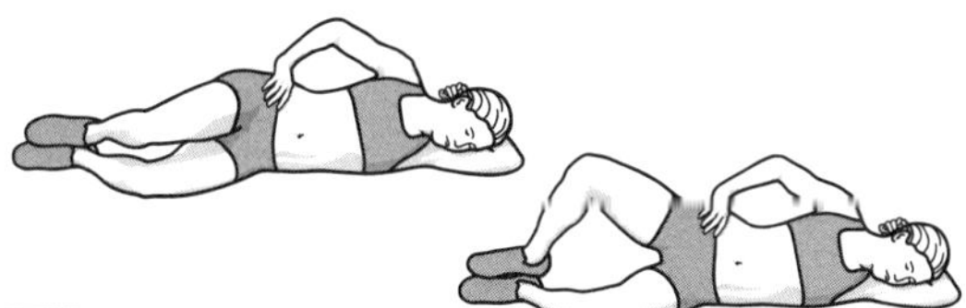

3 Muschel

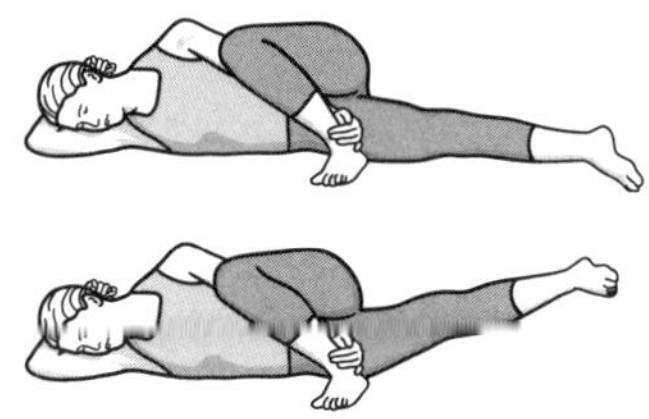

4 Adduktorentraining im Liegen

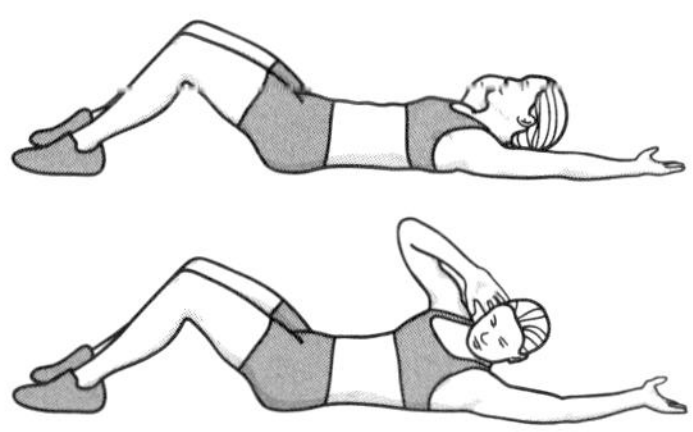

5 Diagonaler Crunch

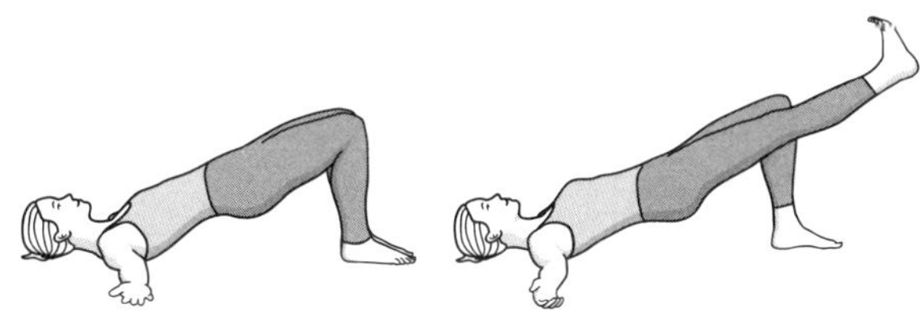

6 Brücke mit Beinheben

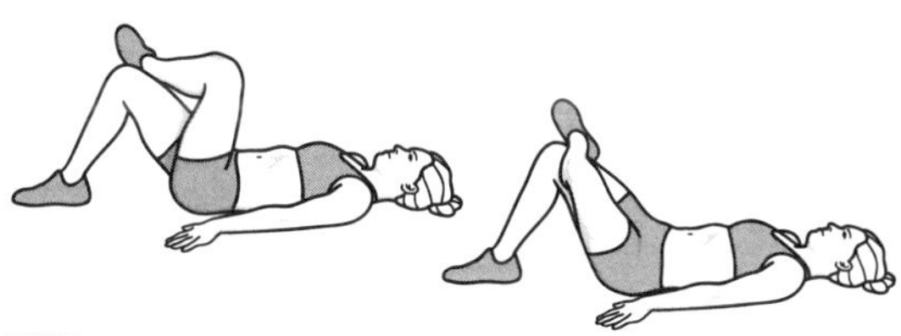

7 Dehnung des Gesäßes mit überschlagenem Bein

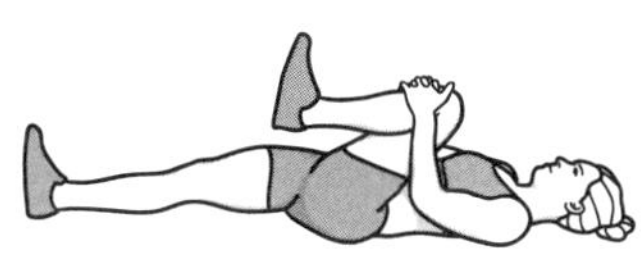

8 Dehnung des Gesäßes in Rückenlage

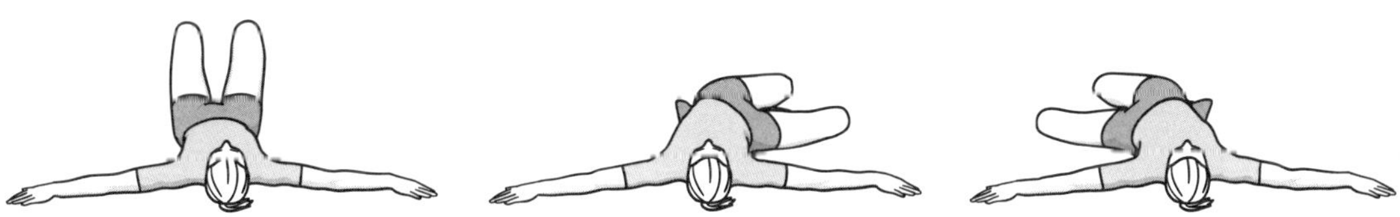

9 Beckendrehen im Liegen

9 Workout für einen flachen Bauch und eine schmale Taille

1 **2** 3

Trainingsdauer: 30 Minuten

	Übungen	**Wiederholungen (Wdh.)/ Belastungszeit (Sek./Min.)**	**Sätze**	**Seite**
1	Stabilisation im Vierfüßlerstand	15 Wdh. je Seite	2	132
2	Seitstütz mit Beckenheben	15 Wdh. je Seite	2	132
3	Beinkreisen in Rückenlage	15 Wdh. je Seite	2	129
4	Brücke mit Beinheben	15 Wdh. je Seite	2	125
5	Diagonaler Crunch	15 Wdh. je Seite	2	131
6	Tap down	15 Wdh. je Seite	2	132
7	Krokodil	1 Min. halten je Seite	1	138
8	Seitdehnung im Sitzen	1 Min. halten je Seite	1	139
9	Kobra	15 Wdh.	1	131

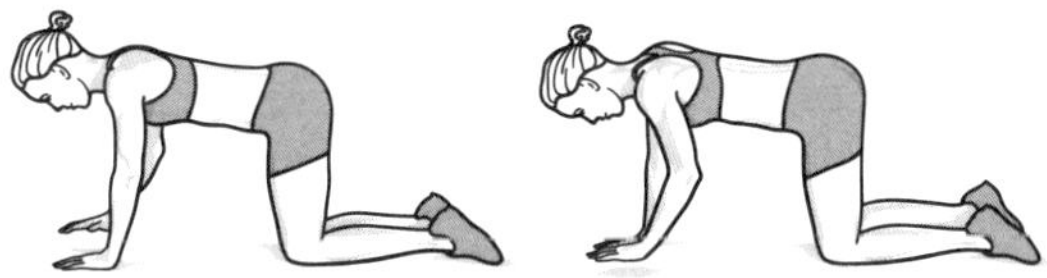

1 Stabilisation im Vierfüßlerstand

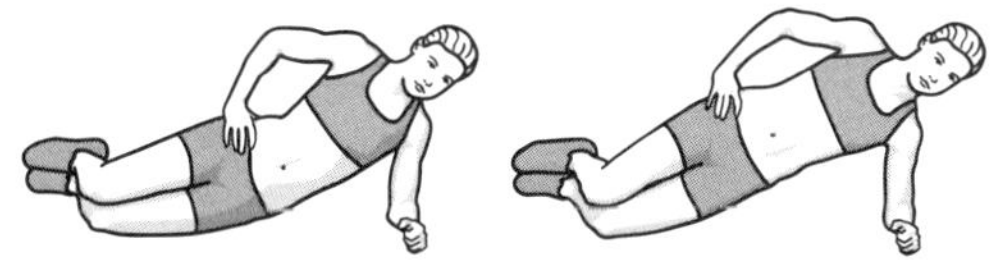

2 Seitstütz mit Beckenheben

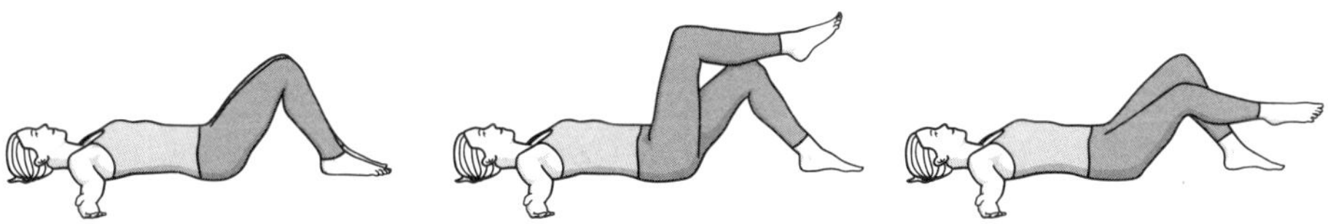

3 Beinkreisen in Rückenlage

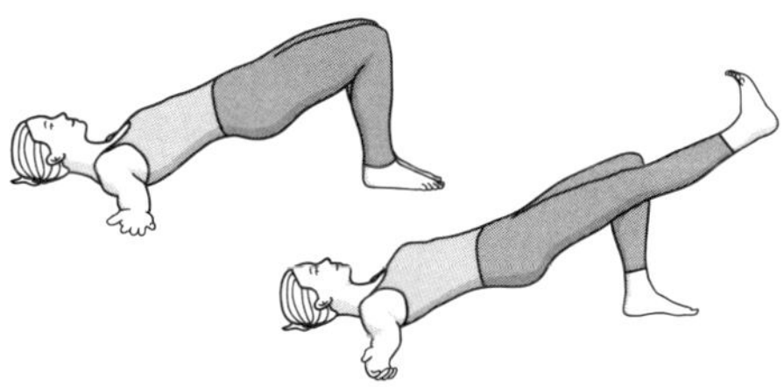

4 Brücke mit Beinheben

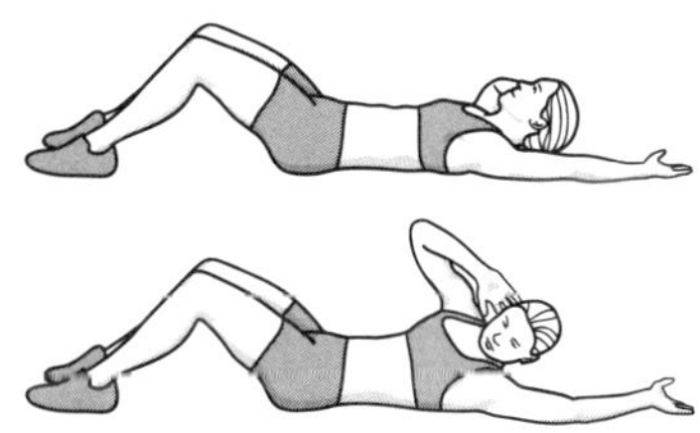

5 Diagonaler Crunch

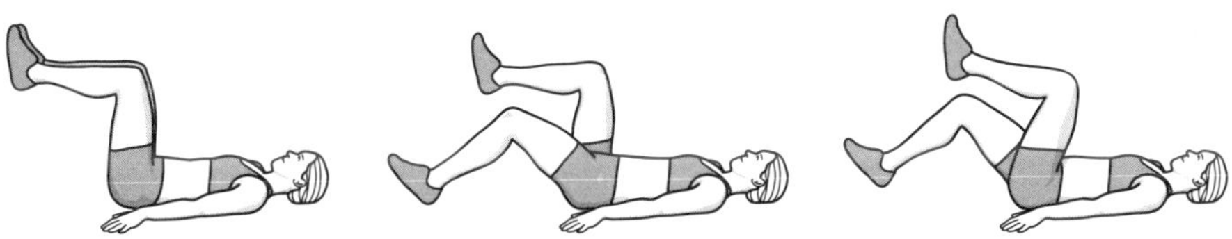

6 Tap down

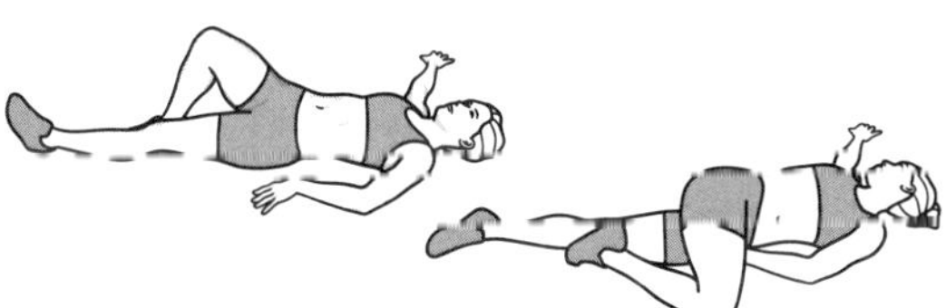

7 Krokodil

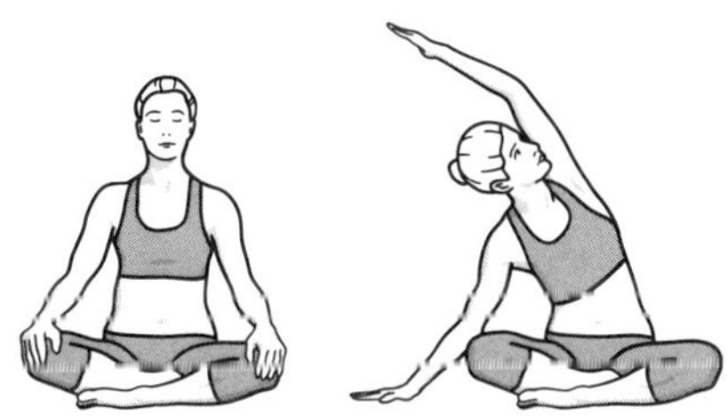

8 Seitdehnung im Sitzen

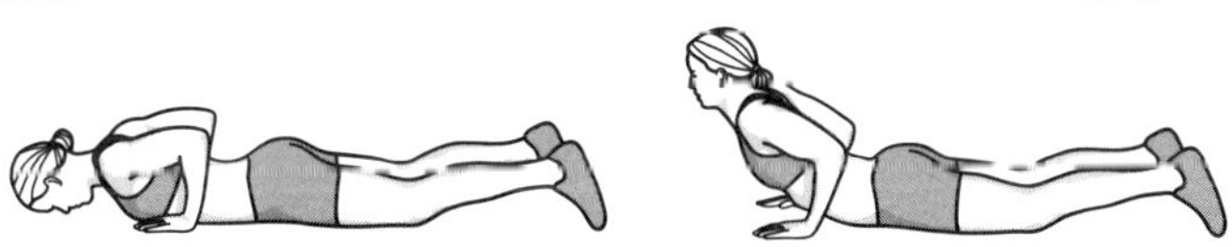

9 Kobra

10 Workout für eine stabile Körpermitte

Trainingsdauer: 15 Minuten

1 **2** 3

	Übungen	Wiederholungen (Wdh.)/ Belastungszeit (Sek./Min.)	Sätze	Seite
1	Armkoordination mit Beinheben	1 Min. je Seite	1	142
2	Flieger	15 Wdh. je Seite	1	125
3	Kick-back in Bauchlage	50 Wdh. je Seite	1	125
4	Seitstütz mit Beckenheben	15 Wdh. je Seite	1	132
5	Tap down	15 Wdh. je Seite	1	132
6	Brücke mit Beinheben	15 Wdh. je Seite	1	125
7	Beckendrehen im Liegen	1 Min. halten je Seite	1	137
8	Räkeln und Strecken im Stehen	1 Min.	1	120
9	Aufrechter Stand	1 Min.	1	141

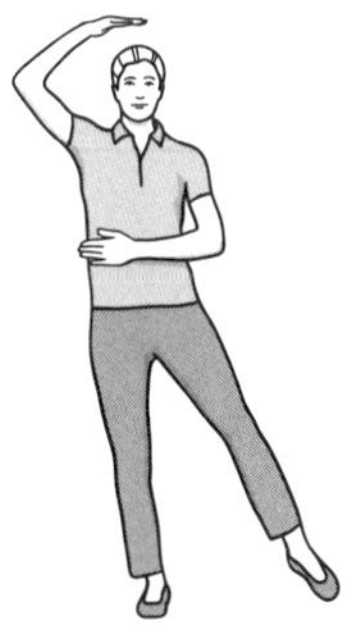

1 Armkoordination mit Beinheben

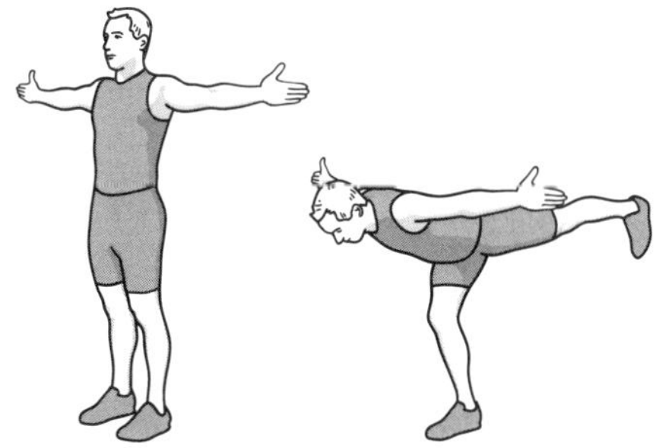

2 Flieger

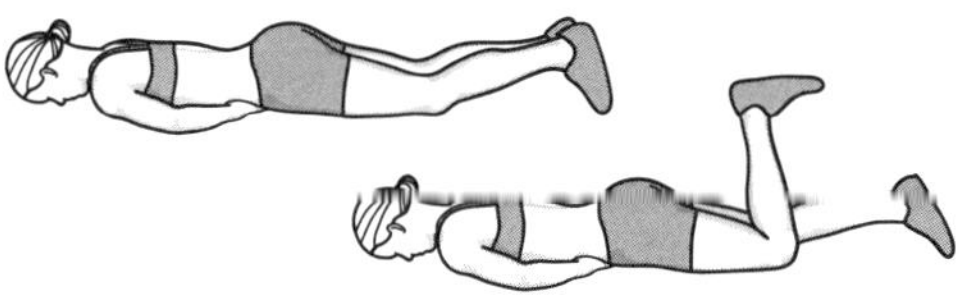

3 Kick-back in Bauchlage

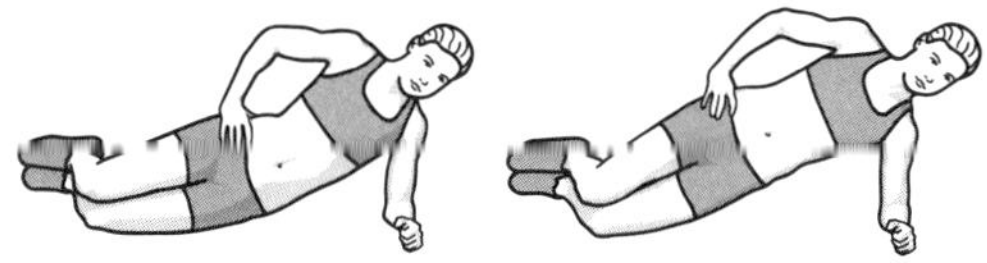

4 Seitstütz mit Beckenheben

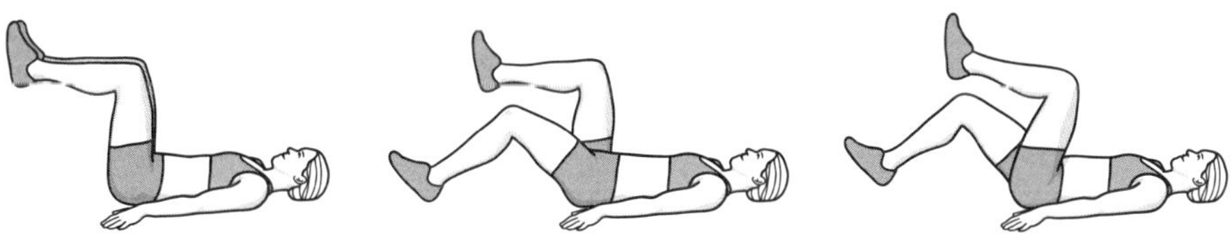

5 Tap down

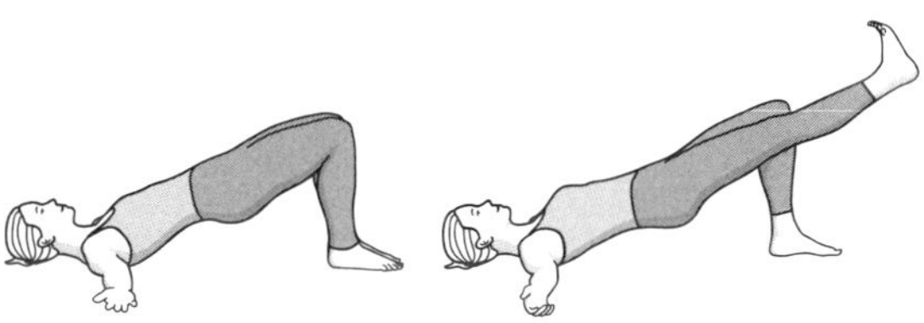

6 Brücke mit Beinheben

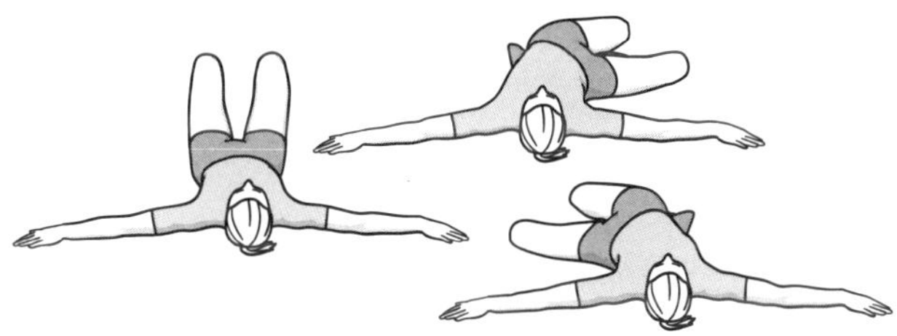

7 Beckendrehen im Liegen

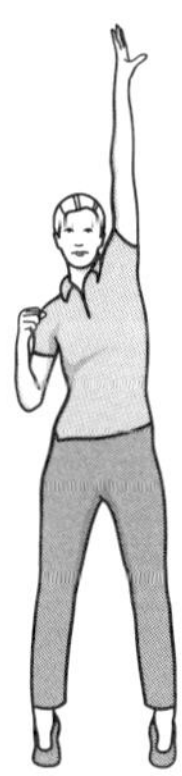

8 Räkeln und Strecken im Stehen

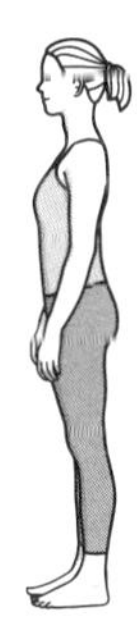

9 Aufrechter Stand

11 Krafttraining für die Beine

Trainingsdauer: 20 Minuten

1 2 **3**

	Übungen	Wiederholungen (Wdh.)/ Belastungszeit (Sek./Min.)	Sätze	Seite
1	Seitliches Beinheben	20 Wdh. je Seite	3	123
2	Kniebeuge	15 Wdh.	3	126
3	Seitlicher Ausfallschritt	15 Wdh. je Seite	3	128
4	Ausfallschritt	15 Wdh. je Seite	3	123
5	Dehnung der Beinrückseite im Stehen	1 Min. halten je Seite	1	134
6	Dehnung des Gesäßes im Stehen	1 Min. halten je Seite	1	135
7	Dehnung des Hüftbeugers im Ausfallschritt	1 Min. halten je Seite	1	136

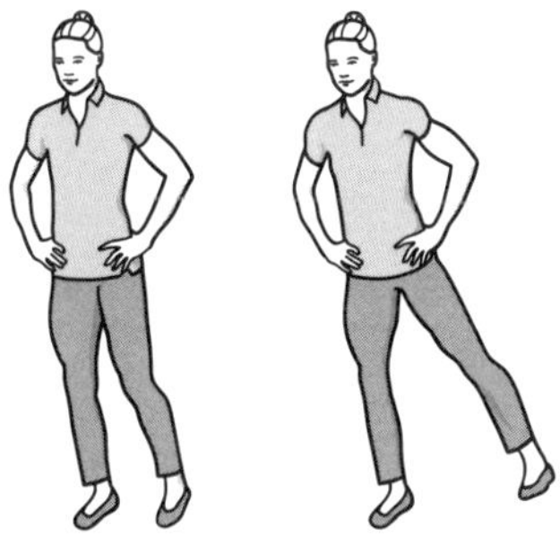

1 Seitliches Beinheben

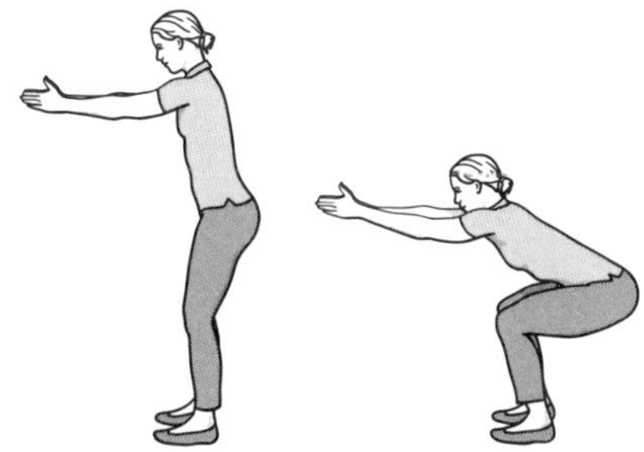

2 Kniebeuge

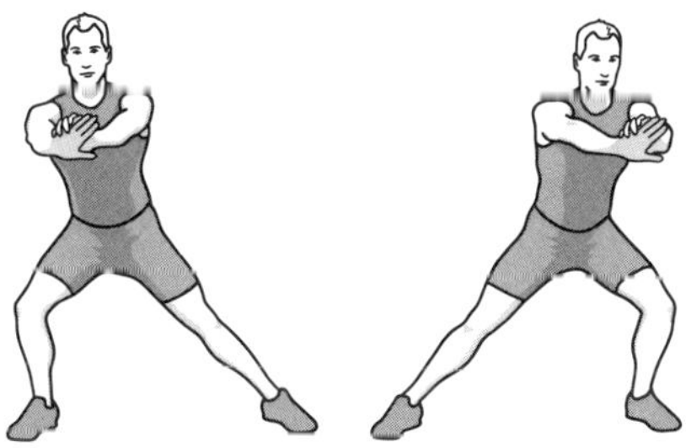

3 Seitlicher Ausfallschritt

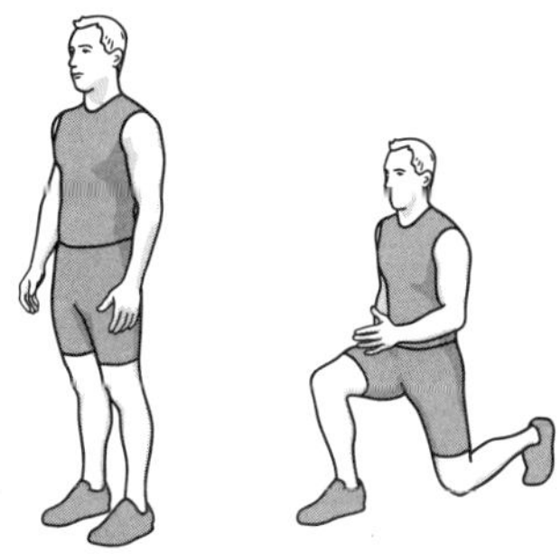

4 Ausfallschritt

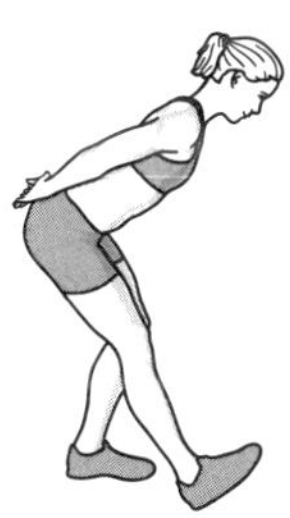

5 Dehnung der Beinrückseite im Stehen

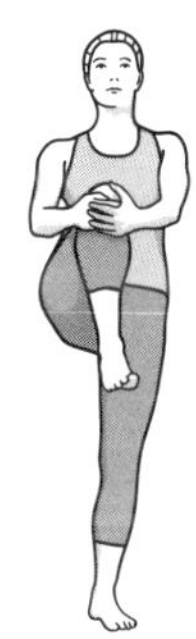

6 Dehnung des Gesäßes im Stehen

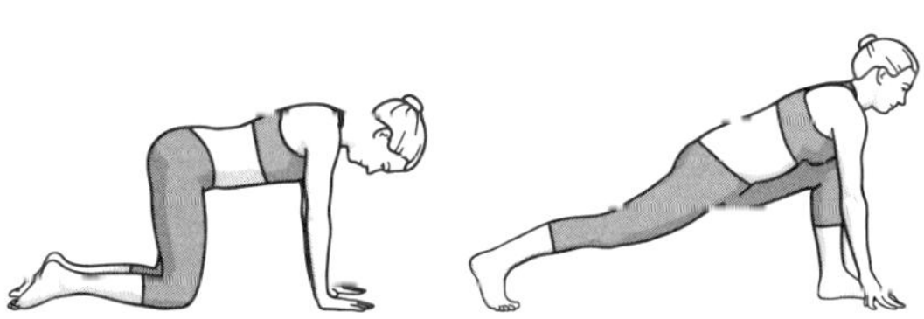

7 Dehnung des Hüftbeugers im Ausfallschritt

12 Fit fürs Wandern

Trainingsdauer: 30 Minuten

1 2 **3**

	Übungen	Wiederholungen (Wdh.)/ Belastungszeit (Sek./Min.)	Sätze	Seite
1	Kniebeuge	15 Wdh.	2	126
2	Ausfallschritt	15 Wdh. je Seite	2	123
3	Seitlicher Ausfallschritt	15 Wdh. je Seite	2	128
4	Flieger	10 Wdh. je Seite	2	125
5	Beinstrecken im Ellbogenstütz	15 Wdh. je Seite	2	130
6	Seitstütz mit Beckenheben	15 Wdh. je Seite	2	132
7	Dehnung des Hüftbeugers in Seitlage	1 Min. halten je Seite	1	136
8	Brücke	15 Wdh.	2	124
9	Dehnung der Beinrückseite im Liegen	1 Min. halten je Seite	1	134
10	Dehnung des Gesäßes mit angezogenen Beinen	1 Min. halten je Seite	1	135

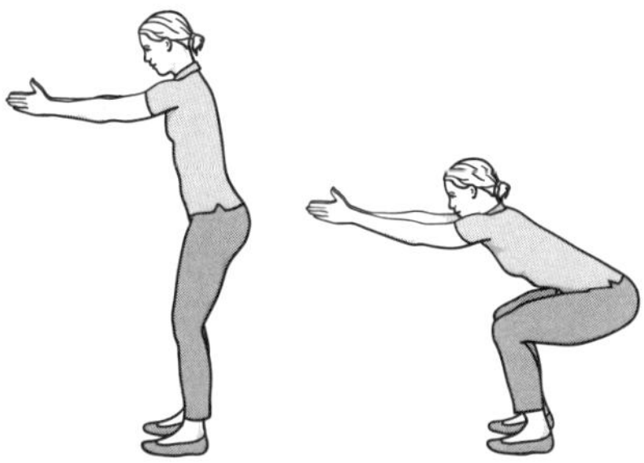

1 Kniebeuge

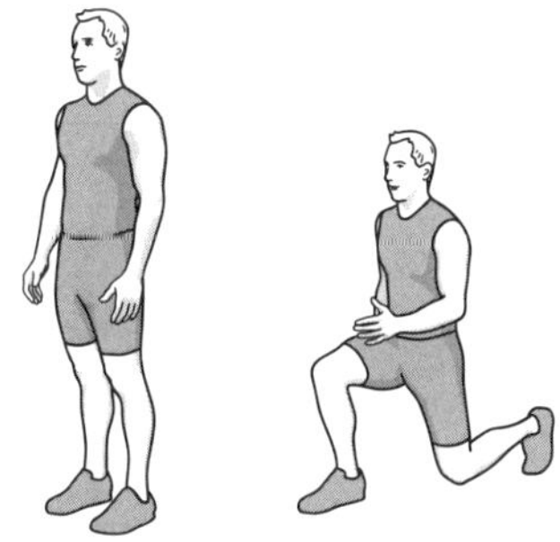

2 Ausfallschritt

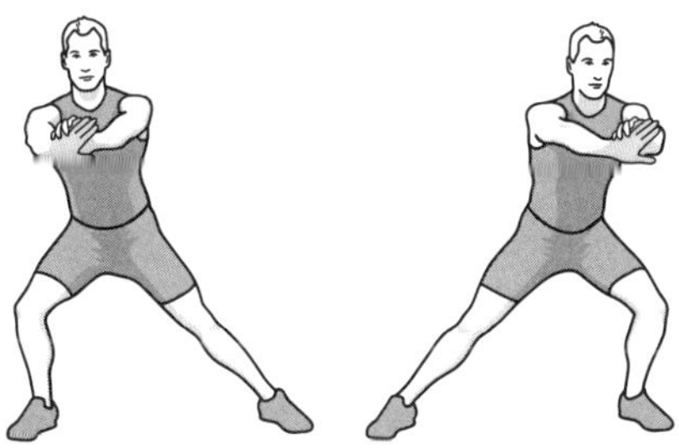

3 Seitlicher Ausfallschritt

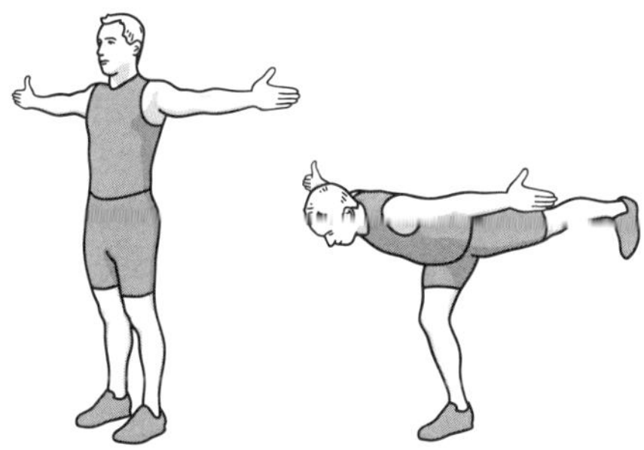

4 Flieger

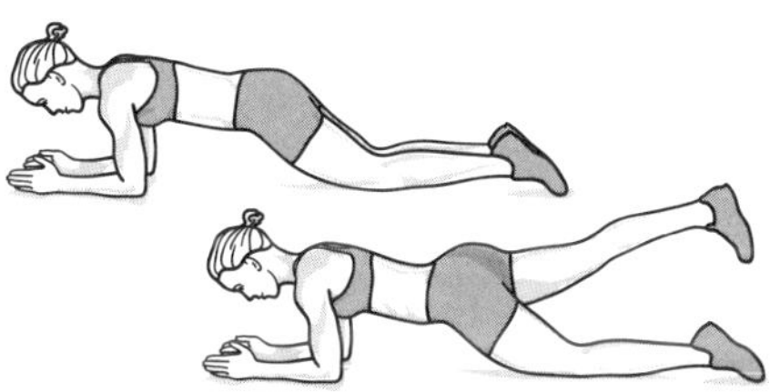

5 Beinstrecken im Ellbogenstütz

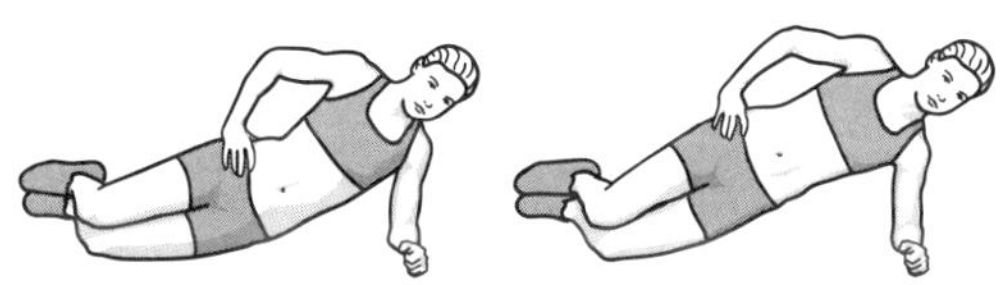

6 Seitstütz mit Beckenheben

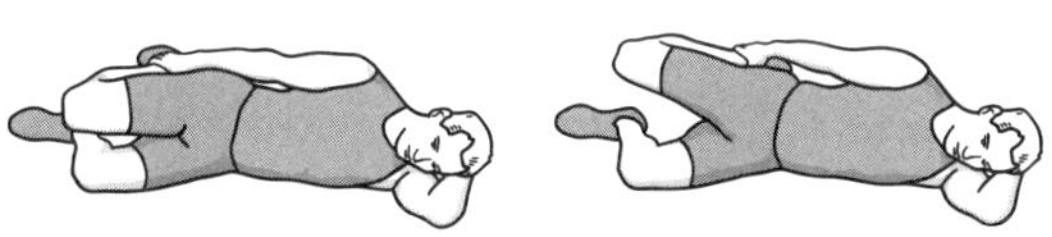

7 Dehnung des Hüftbeugers in Seitlage

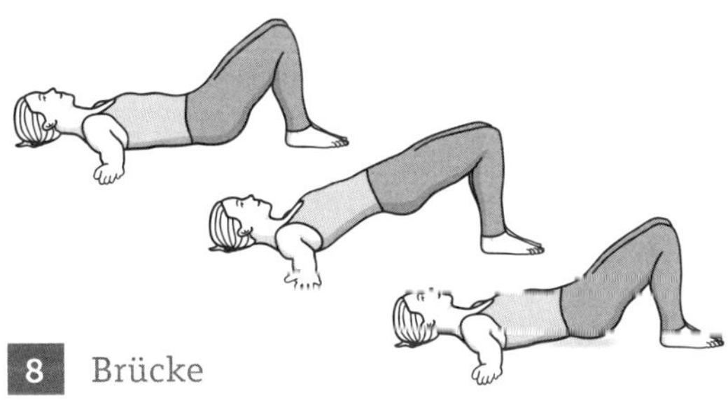

8 Brücke

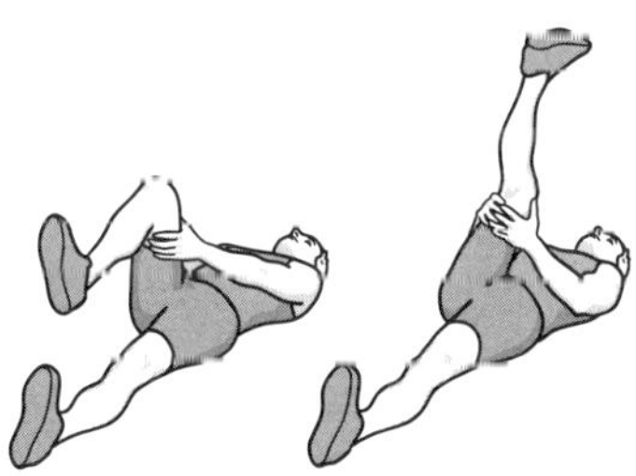

9 Dehnung der Beinrückseite im Liegen

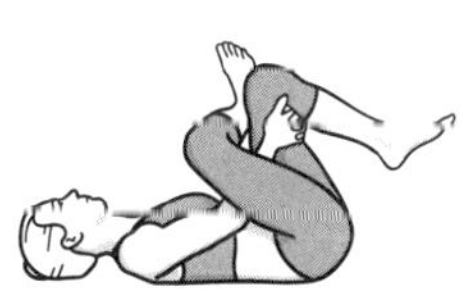

10 Dehnung des Gesäßes mit angezogenen Beinen

13 Fit fürs Radfahren

Trainingsdauer: 30 Minuten

1 **2** 3

	Übungen	Wiederholungen (Wdh.)/ Belastungszeit (Sek./Min.)	Sätze	Seite
1	Ausfallschritt	15 Wdh. je Seite	2	123
2	Standwaage	15 Wdh. je Seite	2	143
3	Beinstrecken im Ellbogenstütz	15 Wdh. je Seite	2	130
4	Rotation der Brustwirbelsäule im Vierfüßlerstand	15 Wdh. je Seite	1	121
5	Seitstütz mit Beckenheben	15 Wdh. je Seite	2	132
6	Dehnung des Hüftbeugers in Seitlage	1 Min. halten je Seite	1	136
7	Brücke	15 Wdh.	2	124
8	Dehnung der Beinrückseite im Liegen	1 Min. halten je Seite	1	134
9	Dehnung des Gesäßes mit angezogenen Beinen	1 Min. halten je Seite	1	135
10	Dehnung der Schulter- und Brustmuskulatur	1 Min.	1	135

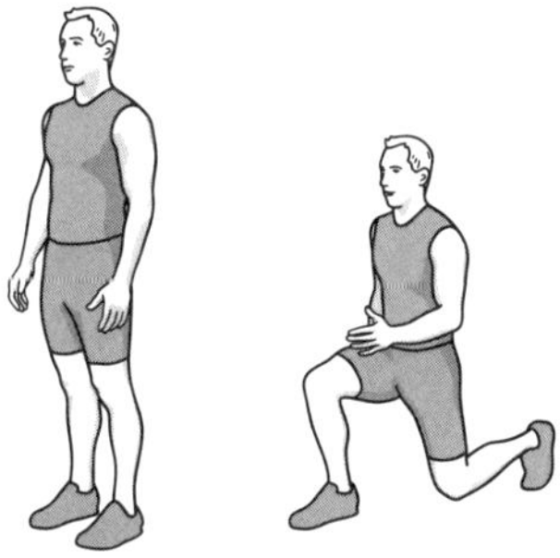

1 Ausfallschritt

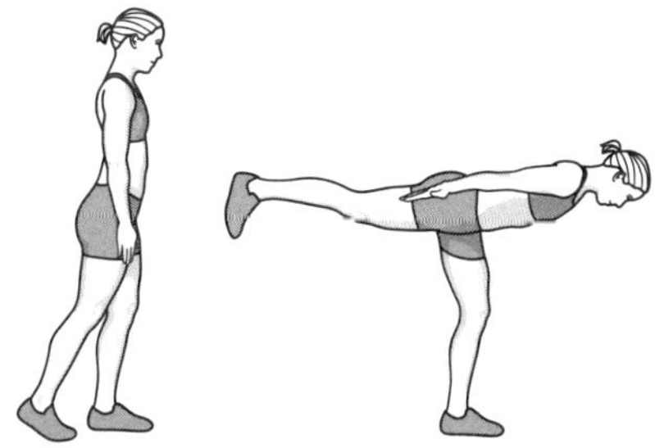

2 Standwaage

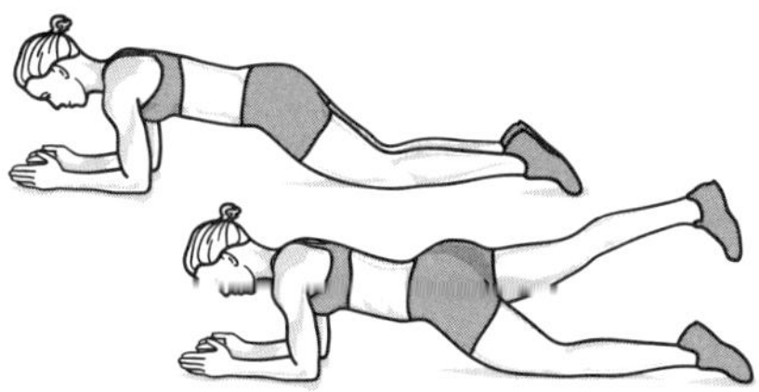

3 Beinstrecken im Ellbogenstütz

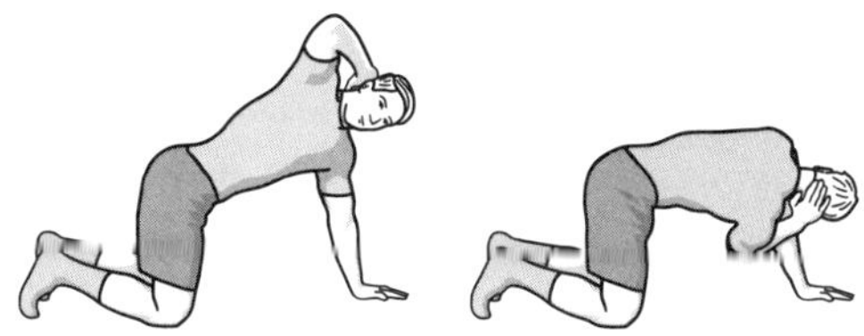

4 Rotation der Brustwirbelsäule im Vierfüßlerstand

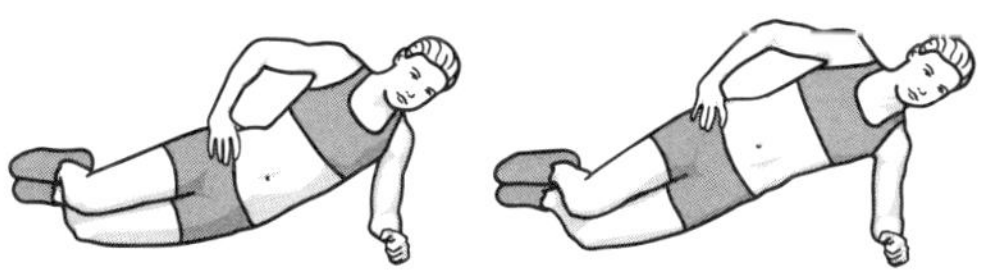

5 Seitstütz mit Beckenheben

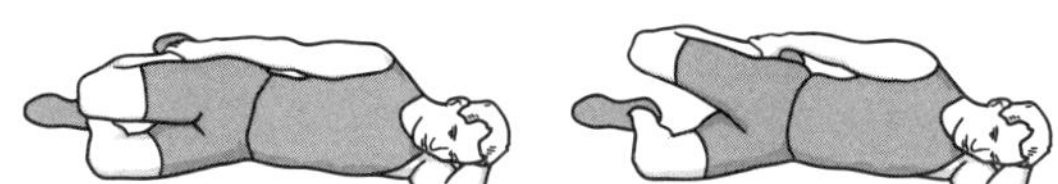

6 Dehnung des Hüftbeugers in Seitlage

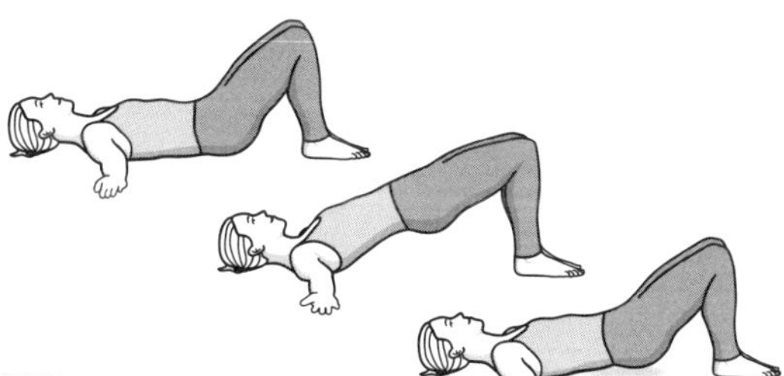

7 Brücke

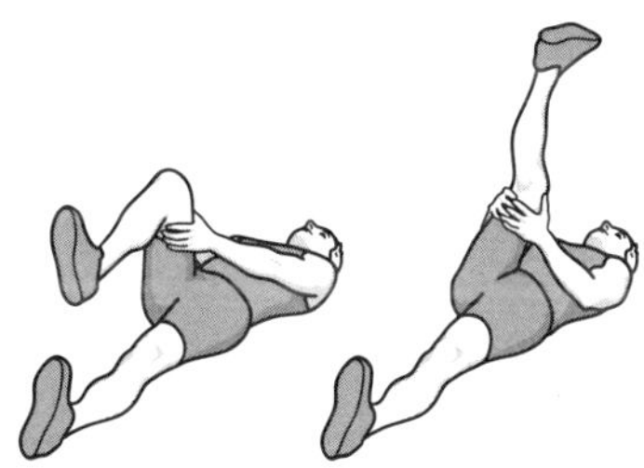

8 Dehnung der Beinrückseite im Liegen

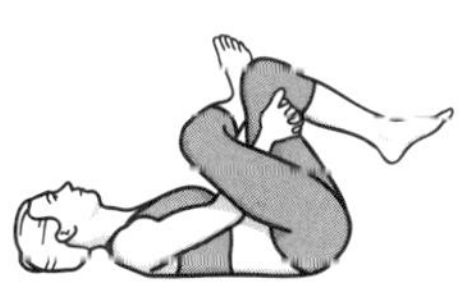

9 Dehnung des Gesäßes mit angezogenen Beinen

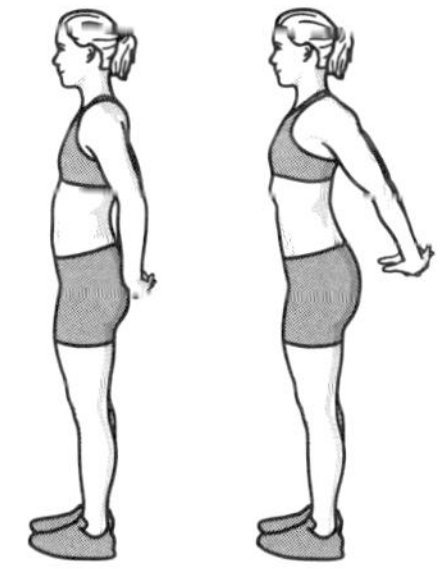

10 Dehnung der Schulter- und Brustmuskulatur

14 Stretching nach dem Radfahren

Trainingsdauer: 20 Minuten

1 2 3

	Übungen	Wiederholungen (Wdh.)/ Belastungszeit (Sek./Min.)	Sätze	Seite
1	Dehnung des Hüftbeugers im Ausfallschritt	1 Min. halten je Seite	1	136
2	Rotation der Brustwirbelsäule im Vierfüßlerstand	15 Wdh. je Seite	1	121
3	Beckendrehen im Liegen	1 Min. halten je Seite	1	137
4	Wechselseitiges Hochschieben der Schultern in Rückenlage	15 Wdh. je Seite	1	122
5	Dehnung der Beinrückseite im Liegen	1 Min. halten je Seite	1	134
6	Dehnung des Hüftbeugers in Seitlage	1 Min. halten je Seite	1	136
7	Dehnung der Brustmuskulatur	1 Min.	1	134
8	Nackendehnung im Stehen	1 Min. halten je Seite	1	137

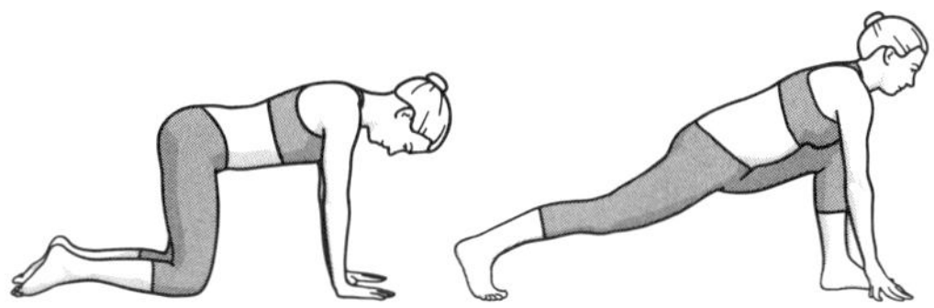

1 Dehnung des Hüftbeugers im Ausfallschritt

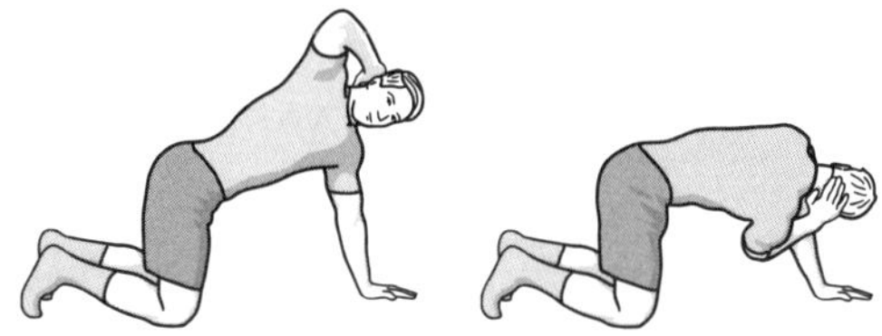

2 Rotation der Brustwirbelsäule im Vierfüßlerstand

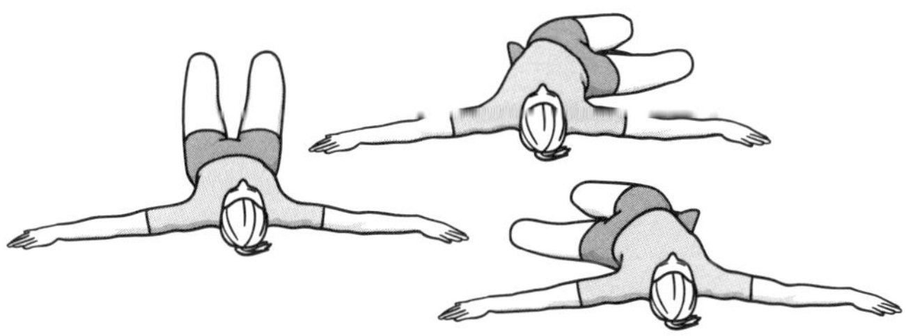

3 Beckendrehen im Liegen

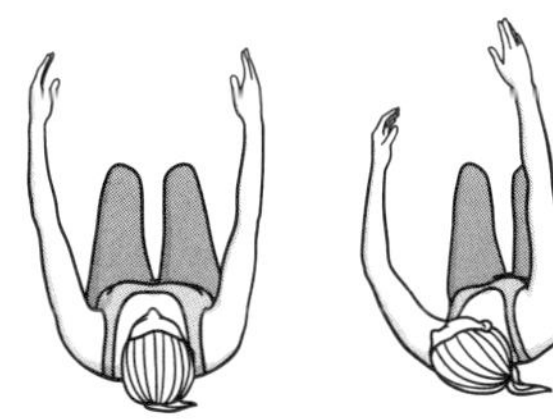

4 Wechselseitiges Hochschieben der Schultern in Rückenlage

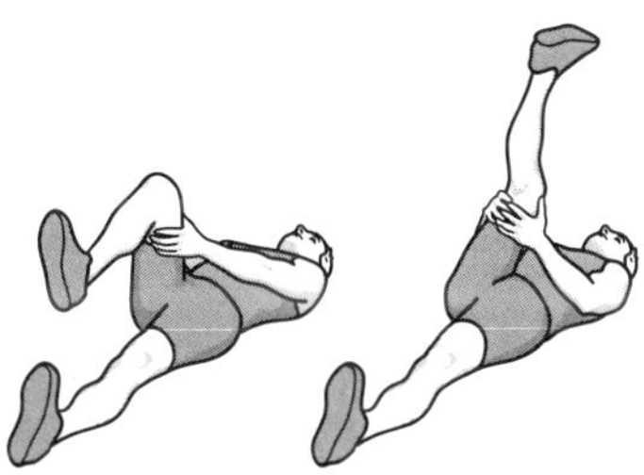

5 Dehnung der Beinrückseite im Liegen

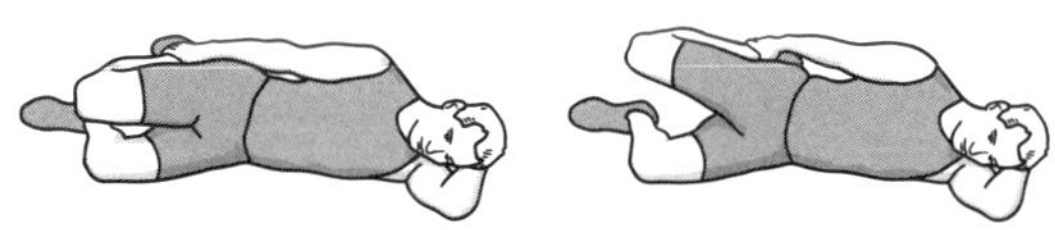

6 Dehnung des Hüftbeugers in Seitlage

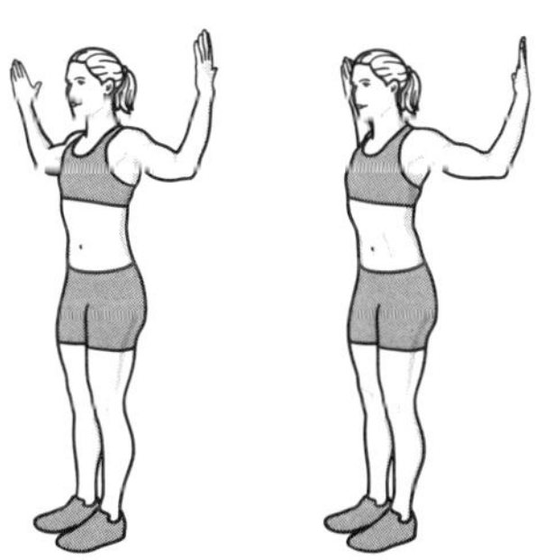

7 Dehnung der Brustmuskulatur

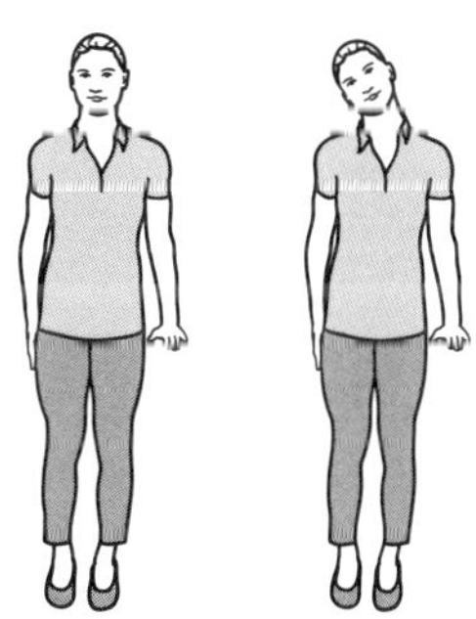

8 Nackendehnung im Stehen

15 Fit für den Wintersport

Trainingsdauer: 30 Minuten

1 2 **3**

	Übungen	Wiederholungen (Wdh.)/ Belastungszeit (Sek./Min.)	Sätze	Seite
1	Gehen am Platz	2 Min.	1	12
2	Diagonale Körperstreckung	15 Wdh. je Seite	1	11
3	Schlittschuhschritt	2 Min.	1	127
4	Flieger	15 Wdh. je Seite	2	125
5	Kniebeuge	20 Wdh.	2	126
6	Seitliches Beinheben	20 Wdh. je Seite	2	123
7	Beinstrecken im Ellbogenstütz	15 Wdh. je Seite	2	130
8	Seitstütz mit Beckenheben	15 Wdh. je Seite	2	132
9	Dehnung des Hüftbeugers in Seitlage	1 Min. halten je Seite	1	136
10	Dehnung des Gesäßes mit überschlagenem Bein	1 Min. halten je Seite	1	136

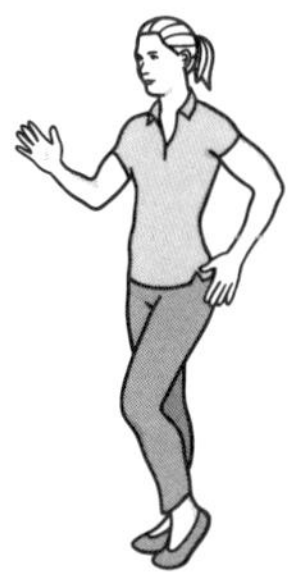

1 Gehen am Platz

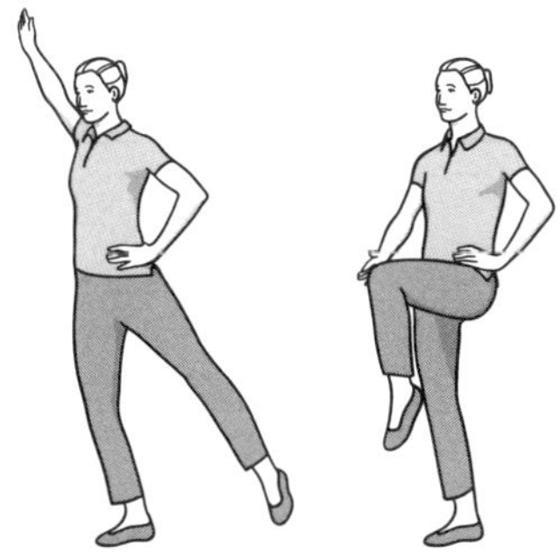

2 Diagonale Körperstreckung

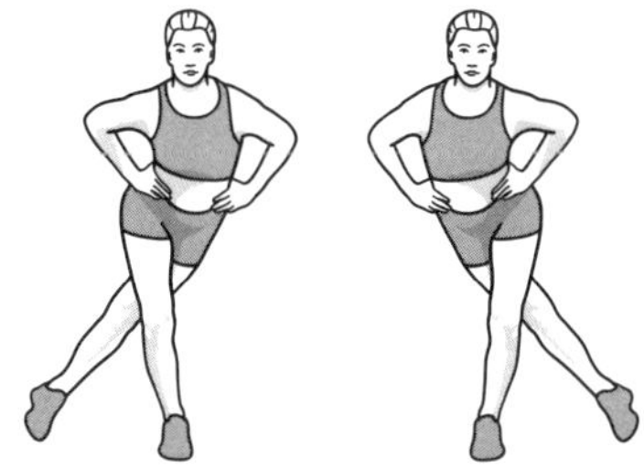

3 Schlittschuhschritt

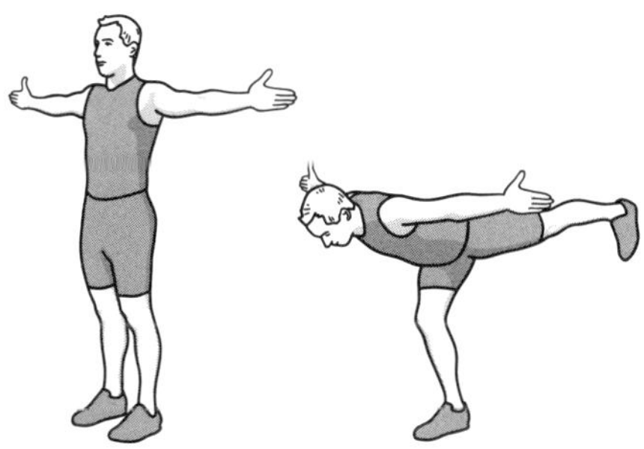

4 Flieger

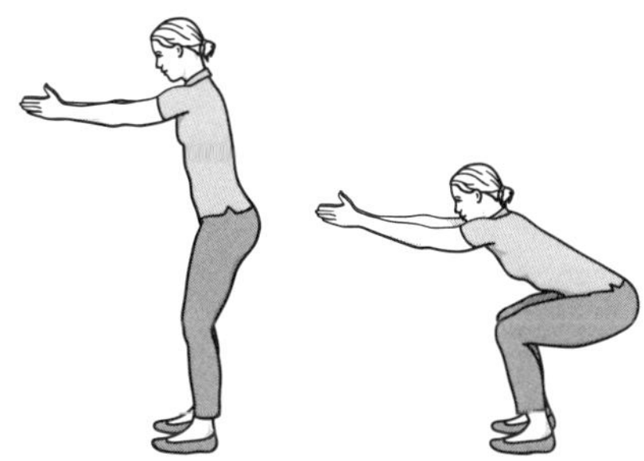

5 Kniebeuge

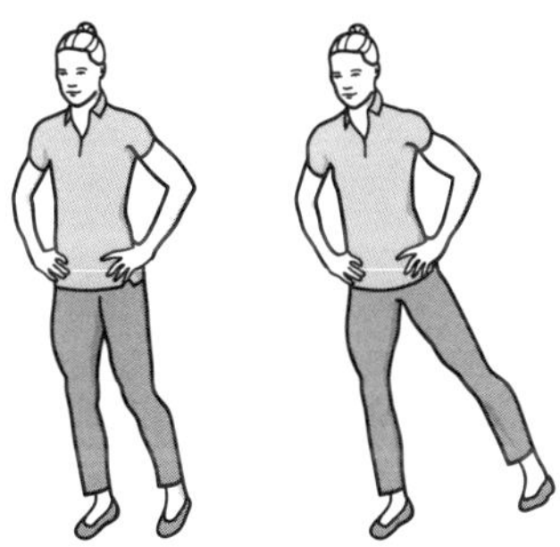

6 Seitliches Beinheben

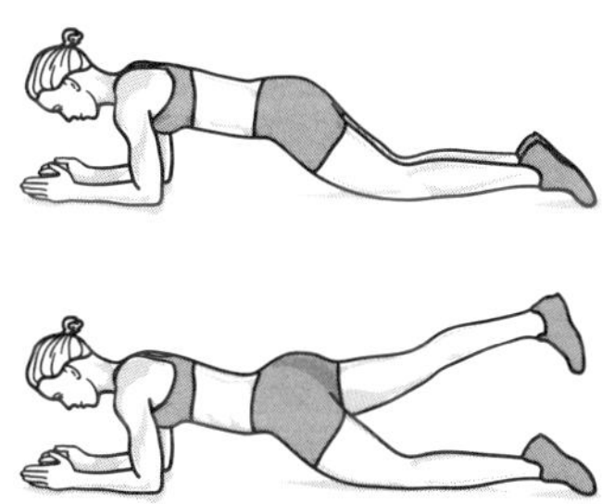

7 Beinstrecken im Ellbogenstütz

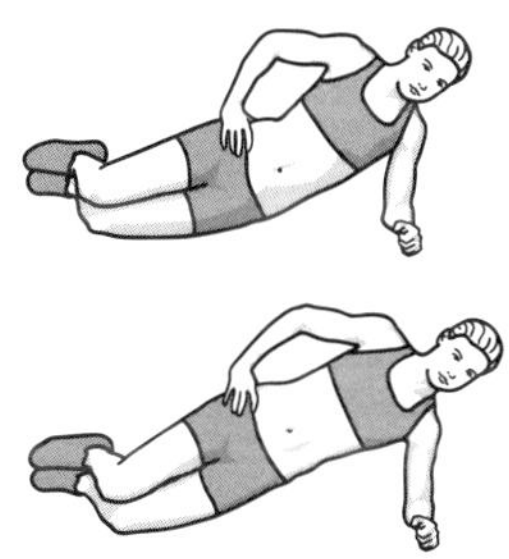

8 Seitstütz mit Beckenheben

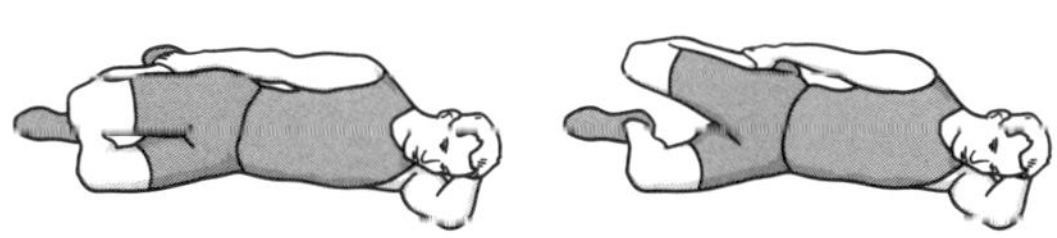

9 Dehnung des Hüftbeugers in Seitlage

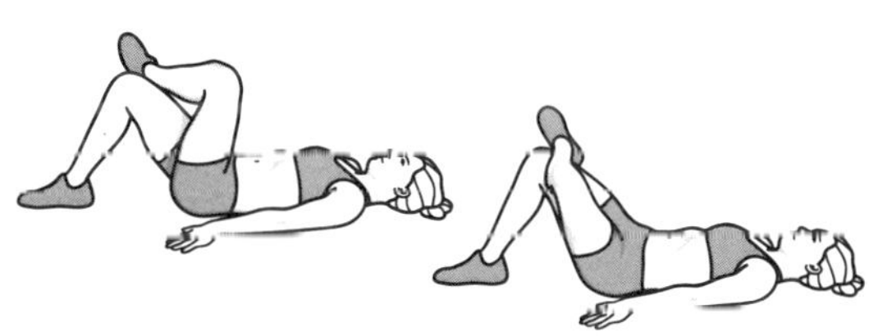

10 Dehnung des Gesäßes mit überschlagenem Bein

16 Workout für schmerzfreie Gelenke

Trainingsdauer: 30 Minuten

1 2 3

	Übungen	Wiederholungen (Wdh.)/ Belastungszeit (Sek./Min.)	Sätze	Seite
1	Schulterachter	1 Min.	2	122
2	Ellbogenkreisen im Stehen	1 Min.	2	11
3	Rotation der Schultergelenke	1 Min.	2	11
4	Armpendeln	1 Min.	2	118
5	Hüftkreisen	15 Wdh. je Richtung	2	10
6	Seitlicher Ausfallschritt	15 Wdh. je Seite	2	128
7	Fußwippe	1 Min.	2	10
8	Katze-Pferd-Mobilisation	1 Min.	2	120
9	Beinkreisen in Rückenlage	1 Min. je Seite	2	129
10	Entspannung in Rückenlage	3–5 Min.	1	140

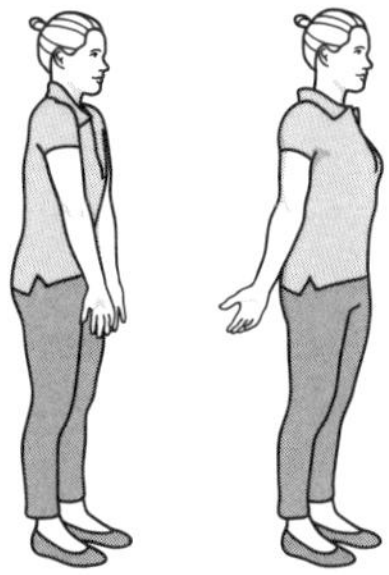

1 Schulterachter

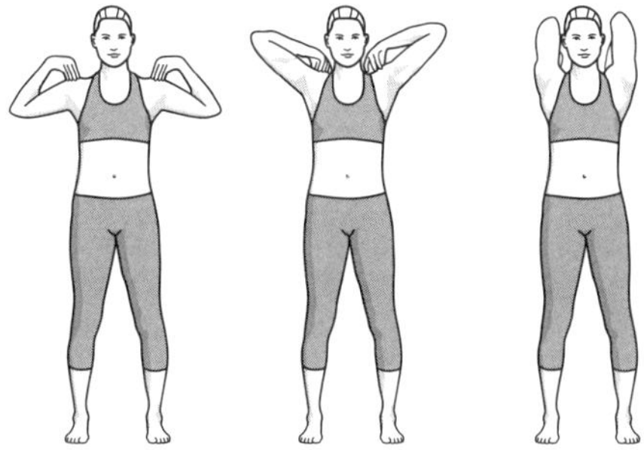

2 Ellbogenkreisen im Stehen

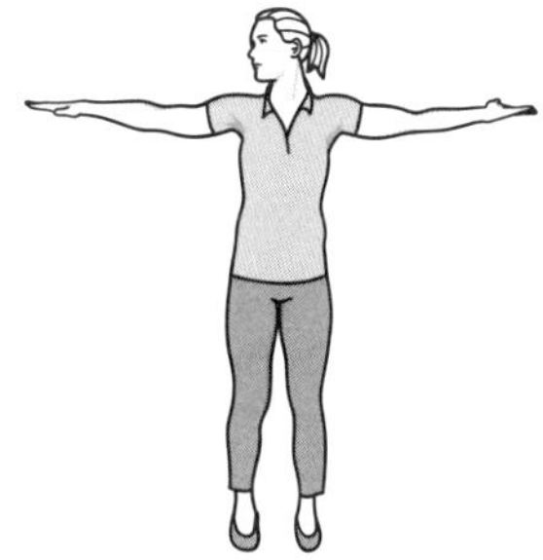

3 Rotation der Schultergelenke

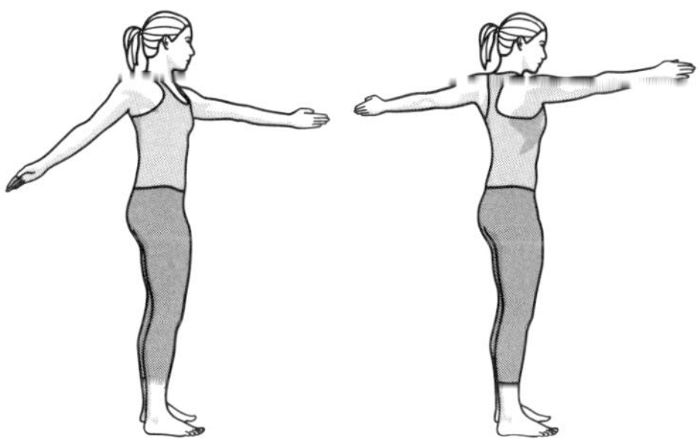

4 Armpendeln

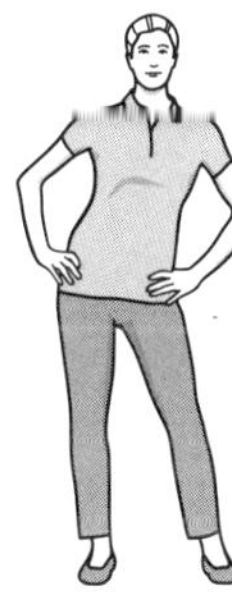

5 Hüftkreisen

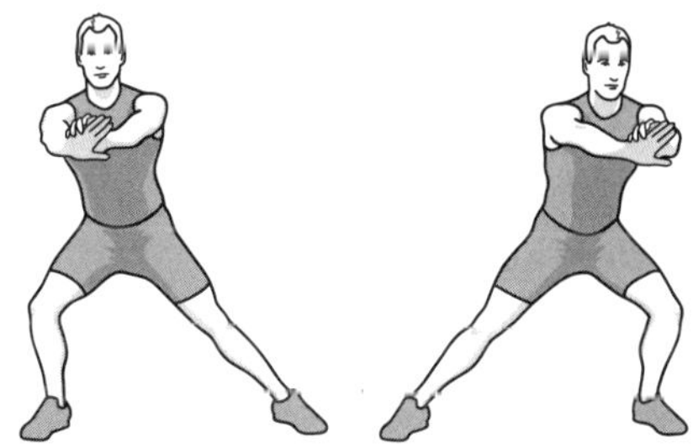

6 Seitlicher Ausfallschritt

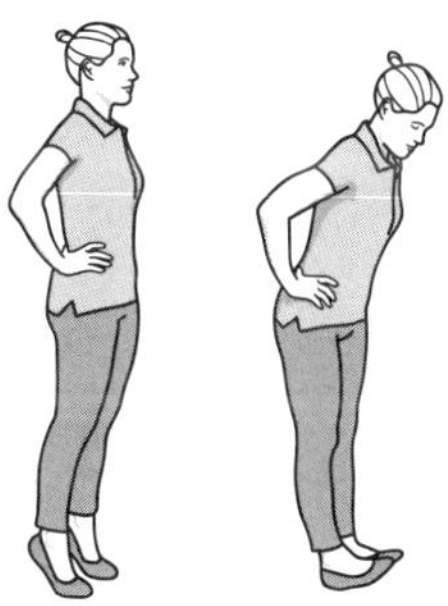

7 Fußwippe

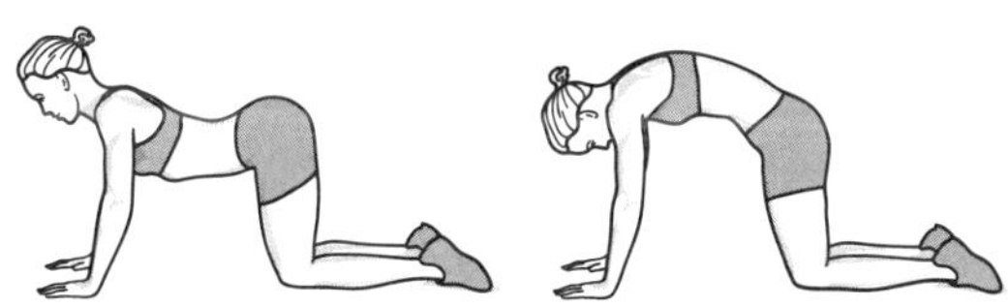

8 Katze-Pferd-Mobilisation

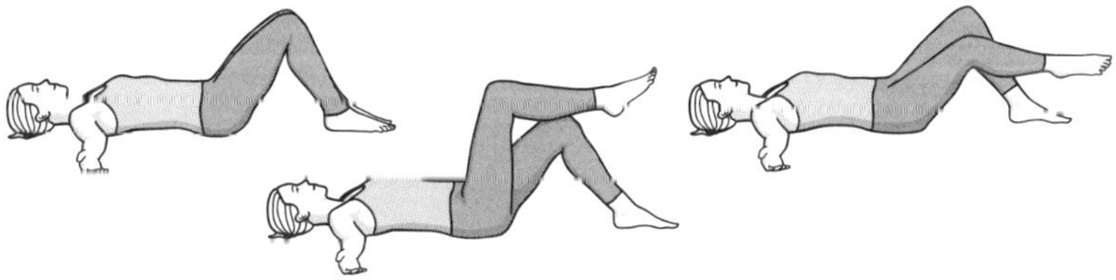

9 Beinkreisen in Rückenlage

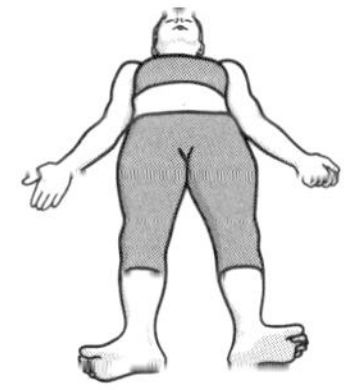

10 Entspannung in Rückenlage

17 Rückentraining

Trainingsdauer: 30 Minuten

1 **2** 3

	Übungen	Wiederholungen (Wdh.)/ Belastungszeit (Sek./Min.)	Sätze	Seite
1	Hacken	20 Sek.	3	130
2	Standwaage	8 Wdh. je Seite	2	143
3	Ausfallschritt	15 Wdh. je Seite	2	123
4	Arm- und Beinstrecken im Vierfüßlerstand	15 Wdh. je Seite	2	133
5	Seitstütz mit Beckenheben	15 Wdh. je Seite	2	132
6	Brücke	20 Wdh.	2	124
7	Tap down	15 Wdh. je Seite	2	132
8	Päckchenstellung	1 Min.	1	141
9	Frosch	1 Min.	1	137
10	Oberkörperrotation im Sitzen	1 Min. halten je Seite	1	138

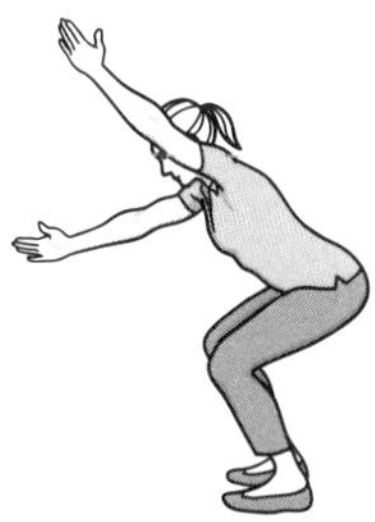

1 Hacken

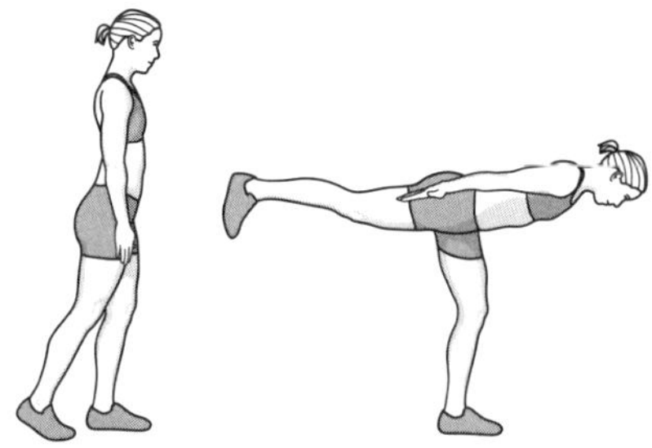

2 Standwaage

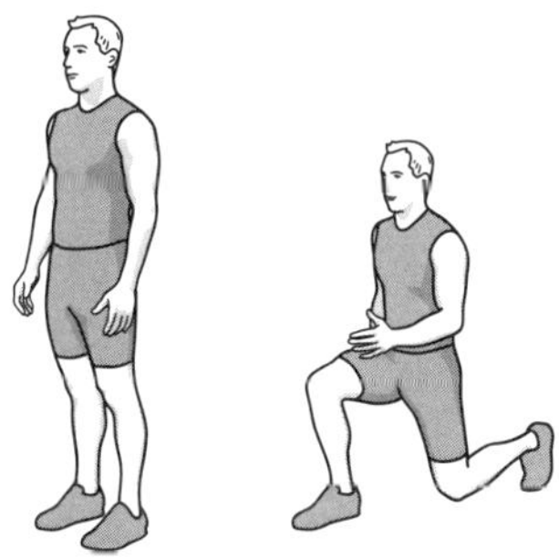

3 Ausfallschritt

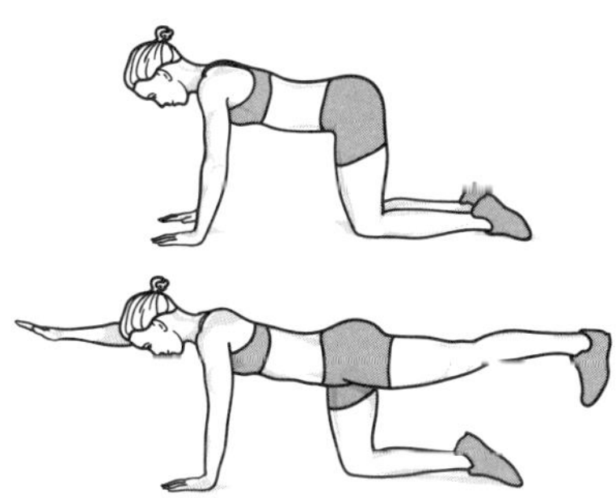

4 Arm- und Beinstrecken im Vierfüßlerstand

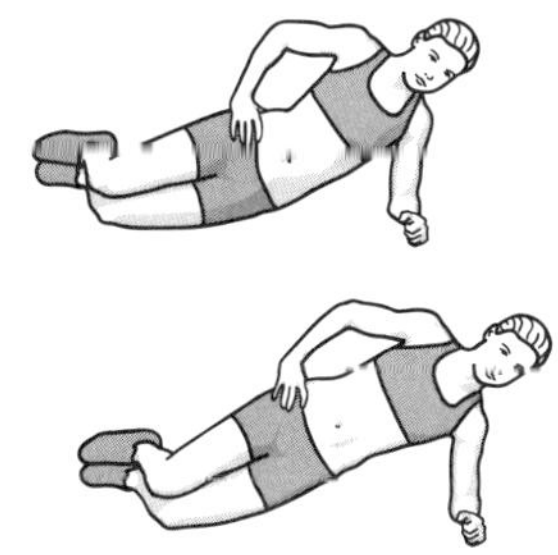

5 Seitstütz mit Beckenheben

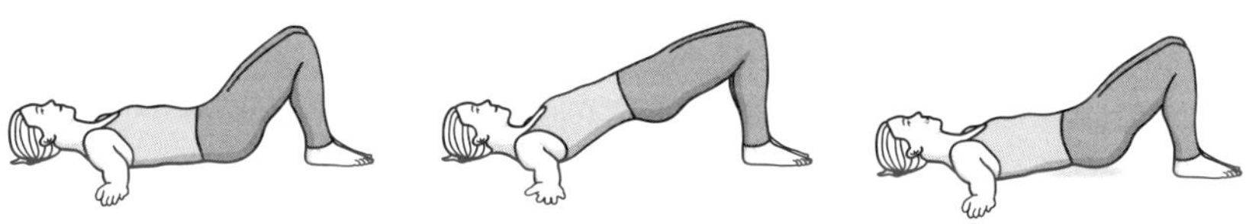

6 Brücke

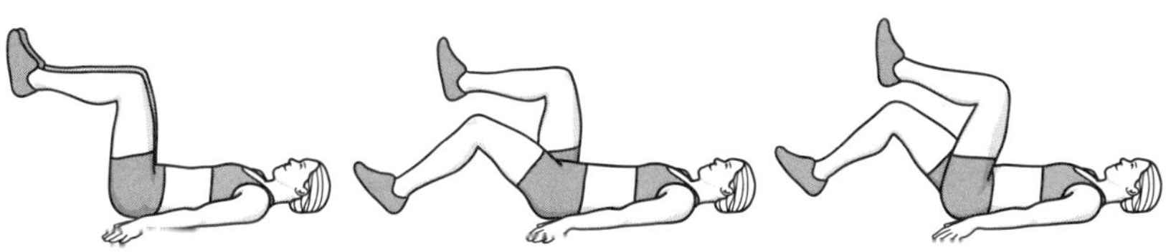

7 Tap down

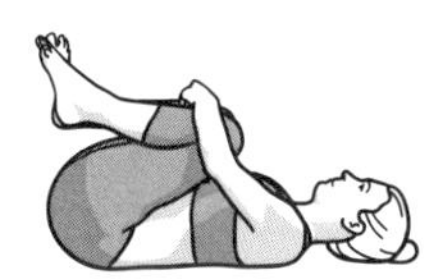

8 Päckchenstellung

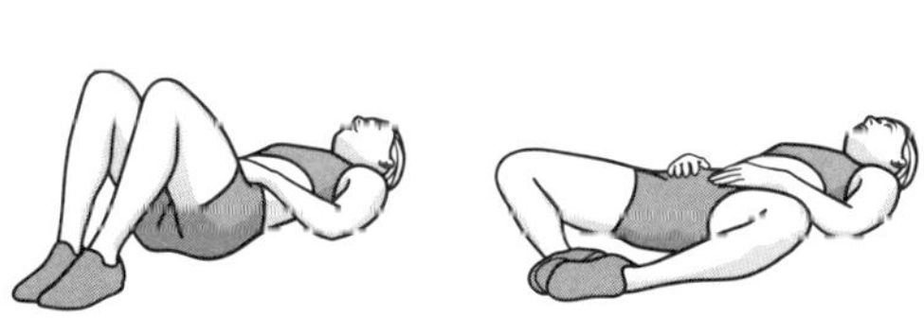

9 Frosch

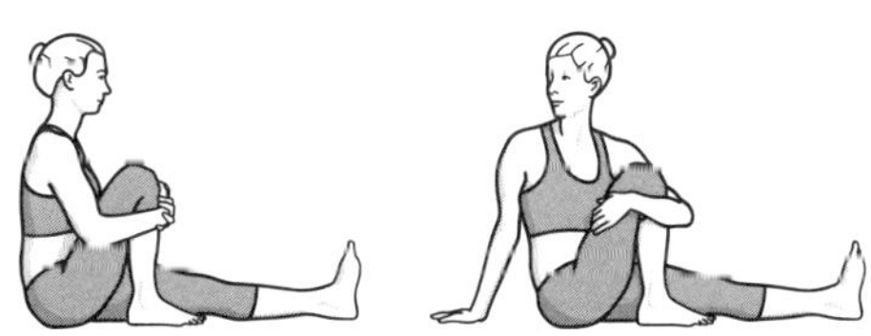

10 Oberkörperrotation im Sitzen

18 Rückentraining am Boden

Trainingsdauer: 20 Minuten

1 **2** 3

	Übungen	Wiederholungen (Wdh.)/ Belastungszeit (Sek./Min.)	Sätze	Seite
1	Bauchnabel Richtung Wirbelsäule ziehen	15 Wdh.	1	129
2	Stabilisation im Vierfüßlerstand	15 Wdh. je Seite	1	132
3	Armstrecken im Vierfüßlerstand	15 Wdh. je Seite	1	133
4	Beinstrecken im Vierfüßlerstand	15 Wdh. je Seite	1	130
5	Arm- und Beinstrecken im Vierfüßlerstand	15 Wdh. je Seite	1	133
6	Seitstütz mit Beckenheben	15 Wdh. je Seite	1	132
7	Diagonaler Crunch	15 Wdh. je Seite	1	131
8	Brücke	15 Wdh.	1	124
9	Krokodil	1 Min. halten je Seite	1	138
10	Frosch	1 Min.	1	137

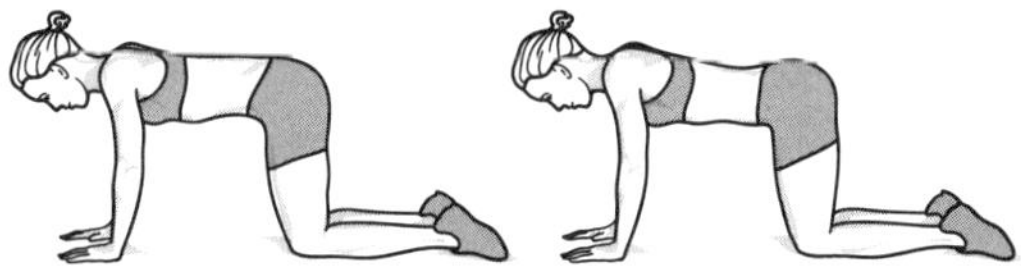

1 Bauchnabel Richtung Wirbelsäule ziehen

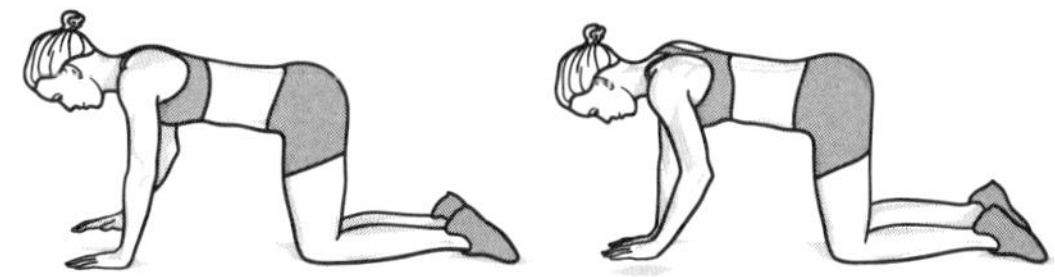

2 Stabilisation im Vierfüßlerstand

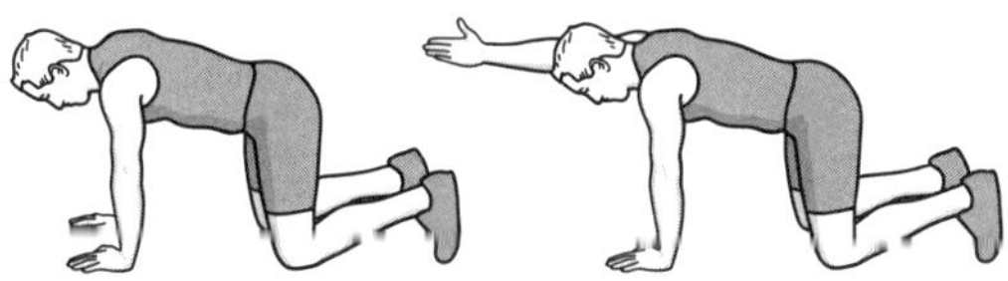

3 Armstrecken im Vierfüßlerstand

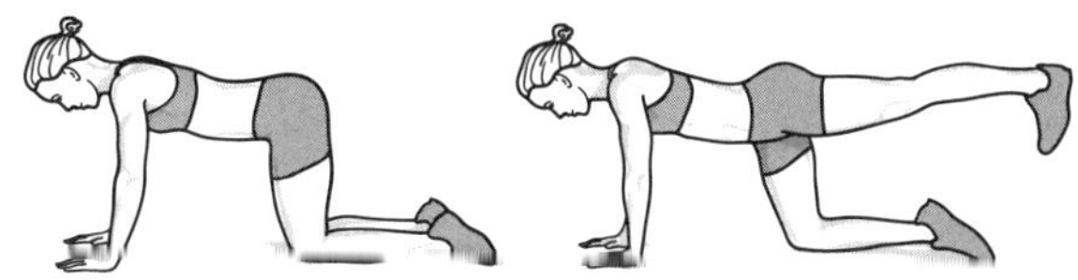

4 Beinstrecken im Vierfüßlerstand

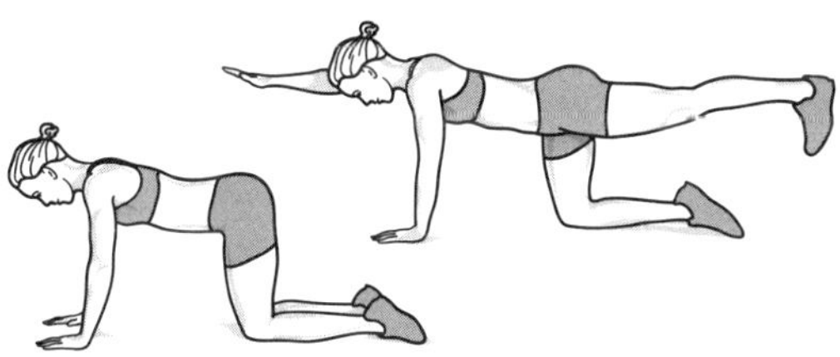

5 Arm- und Beinstrecken im Vierfüßlerstand

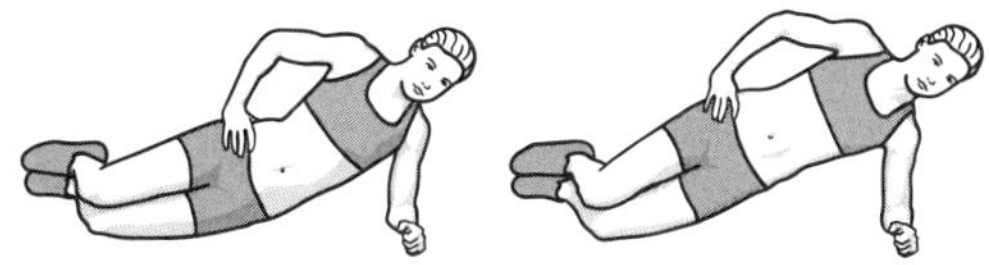

6 Seitstütz mit Beckenheben

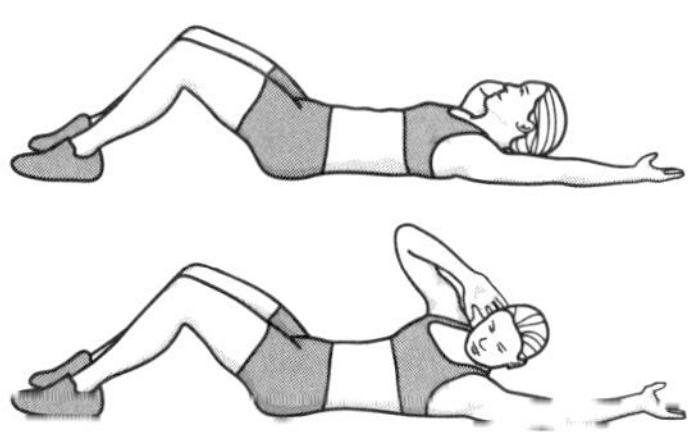

7 Diagonaler Crunch

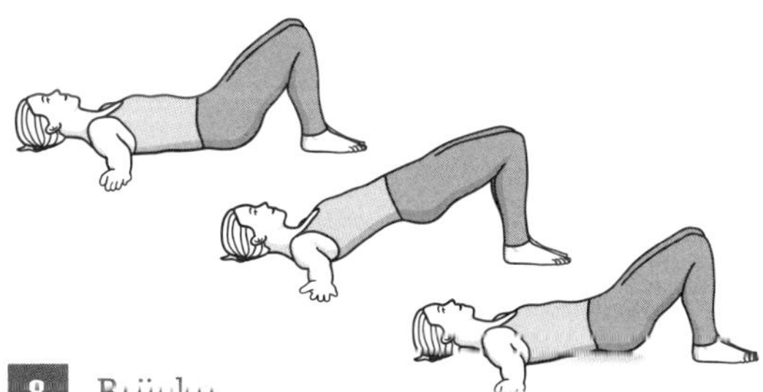

8 Brücke

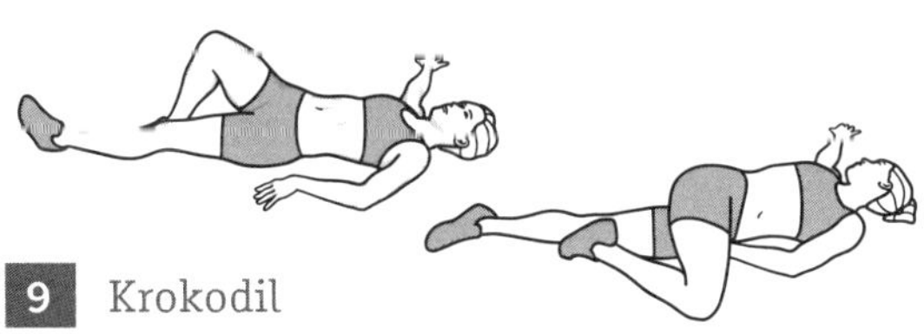

9 Krokodil

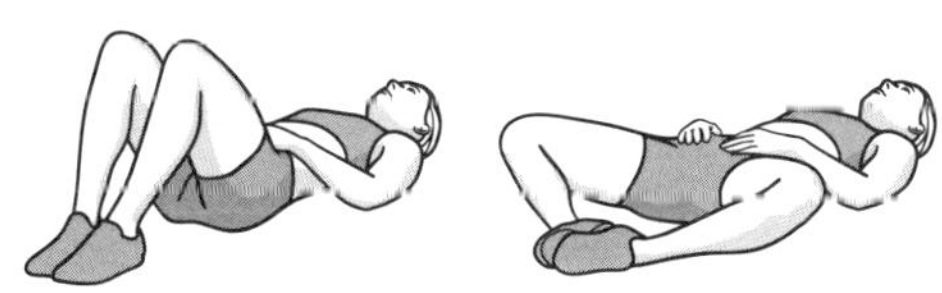

10 Frosch

19 Workout für einen stabilen unteren Rücken

1 2 3

Trainingsdauer: 20 Minuten

	Übungen	Wiederholungen (Wdh.)/ Belastungszeit (Sek./Min.)	Sätze	Seite
1	Katze-Pferd-Mobilisation	15 Wdh.	1	120
2	Bauchnabel Richtung Wirbelsäule ziehen	15 Wdh.	1	129
3	Stabilisation im Vierfüßlerstand	15 Wdh. je Seite	1	132
4	Armstrecken im Vierfüßlerstand	15 Wdh. je Seite	1	133
5	Beinstrecken im Vierfüßlerstand	15 Wdh. je Seite	1	130
6	Arm- und Beinstrecken im Vierfüßlerstand	15 Wdh. je Seite	1	133
7	Seitstütz mit Beckenheben	15 Wdh. je Seite	1	132
8	Tap down	15 Wdh. je Seite	1	132
9	Frosch	2 bis 3 Min.	1	137
10	Päckchenstellung	1 bis 2 Min.	1	141

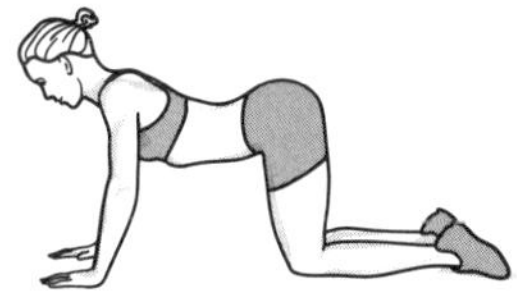

1 Katze-Pferd-Mobilisation

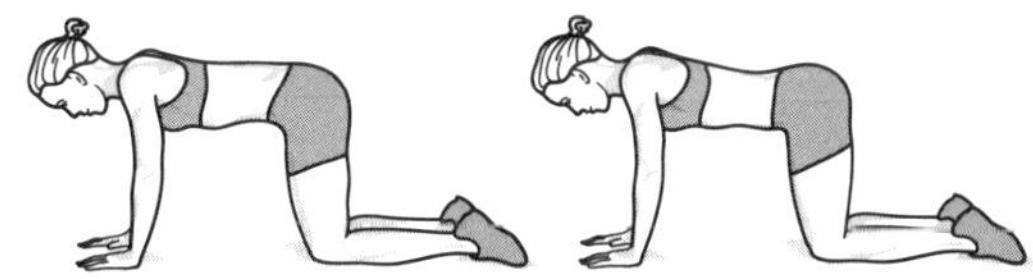

2 Bauchnabel Richtung Wirbelsäule ziehen

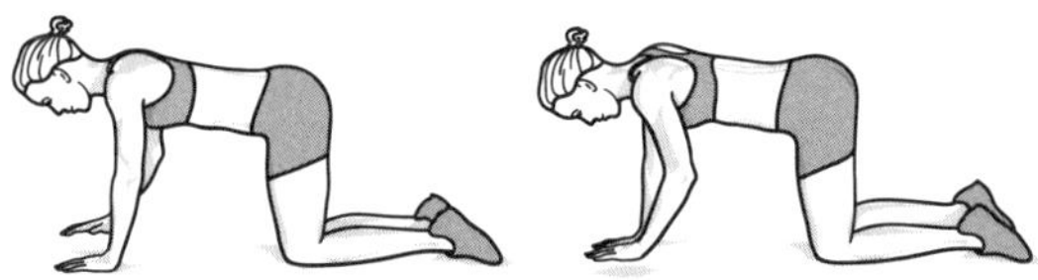

3 Stabilisation im Vierfüßlerstand

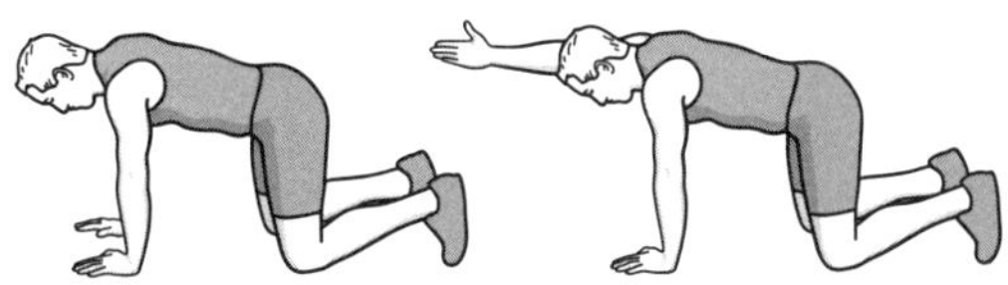

4 Armstrecken im Vierfüßlerstand

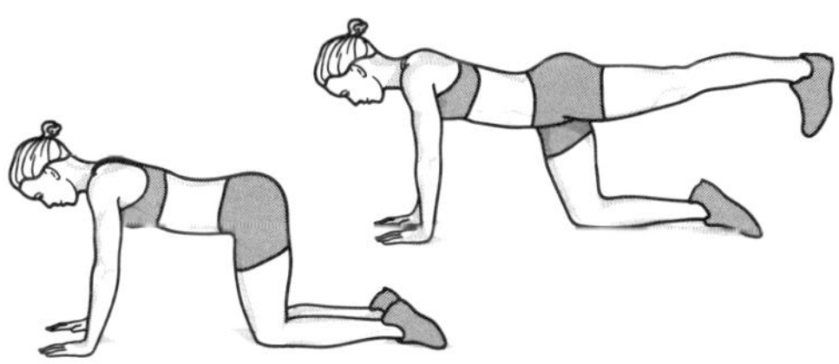

5 Beinstrecken im Vierfüßlerstand

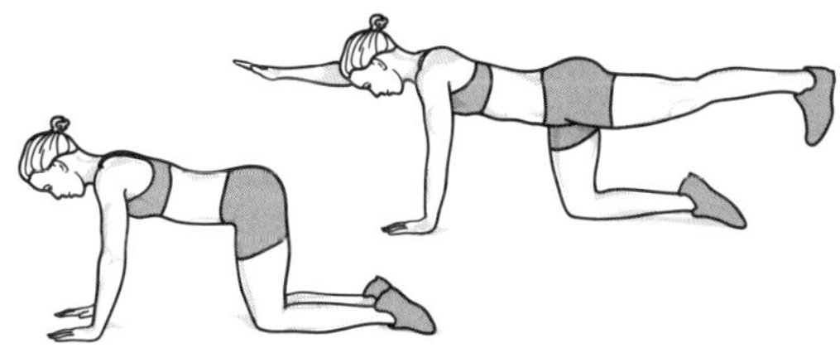

6 Arm- und Beinstrecken im Vierfüßlerstand

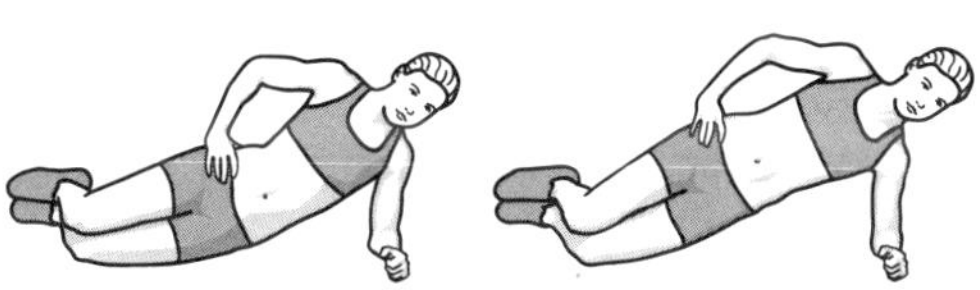

7 Seitstütz mit Beckenheben

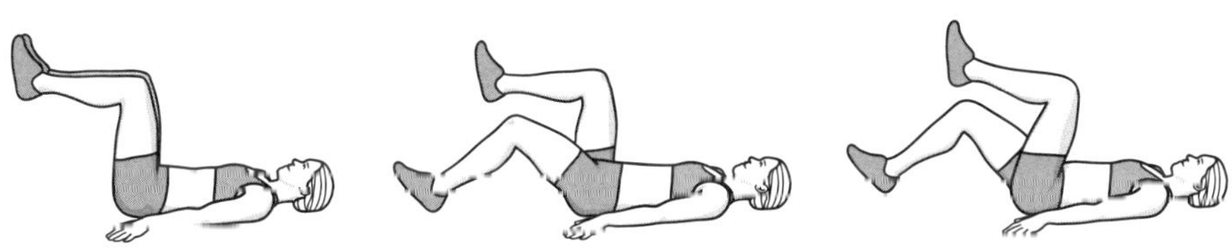

8 Tap down

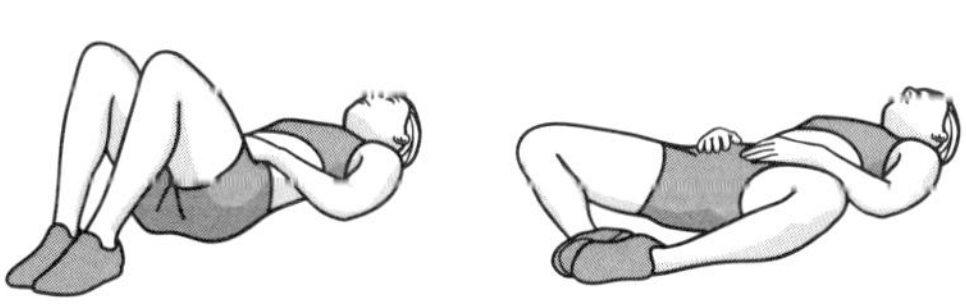

9 Frosch

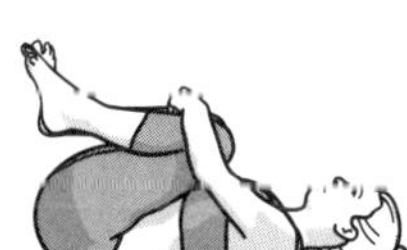

10 Päckchenstellung

20 Training für den unteren Rücken am Boden

1 **2** 3

Trainingsdauer: 20 Minuten

	Übungen	Wiederholungen (Wdh.)/ Belastungszeit (Sek./Min.)	Sätze	Seite
1	Brücke	15 Wdh.	1	124
2	Tap down	15 Wdh. je Seite	1	132
3	Kick-back in Bauchlage	15 Wdh. je Seite	1	125
4	Bein vor- und zurückschieben in Seitlage	15 Wdh.	1	124
5	Seitstütz mit Beckenheben	15 Wdh. je Seite	1	132
6	Dehnung des Gesäßes mit überschlagenem Bein	1 Min. halten je Seite	1	136
7	Frosch	1 Min.	1	137
8	Krokodil	1 Min. halten je Seite	1	138
9	Päckchenstellung	1 Min.	1	141

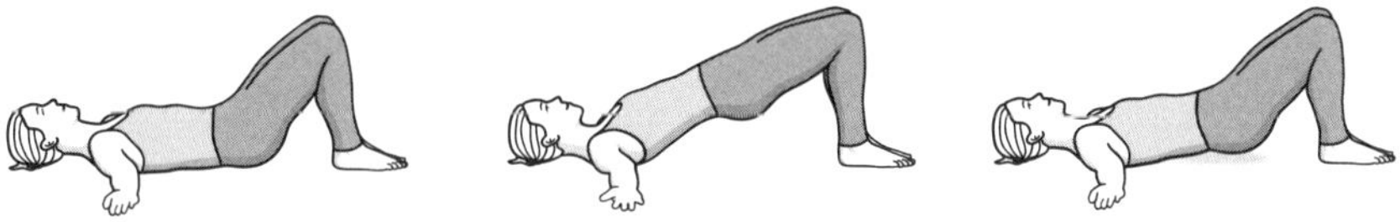

1 Brücke

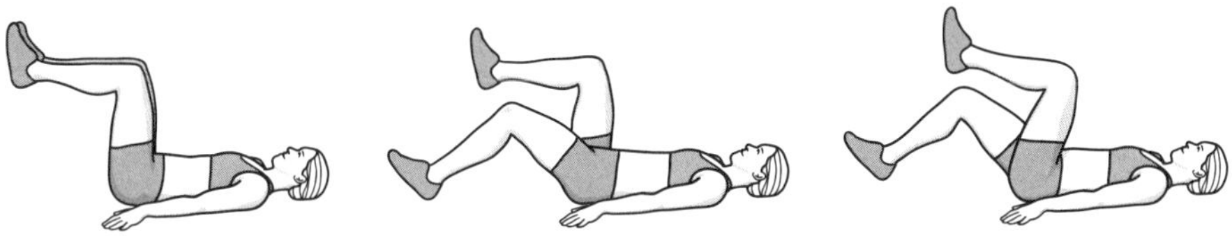

2 Tap down

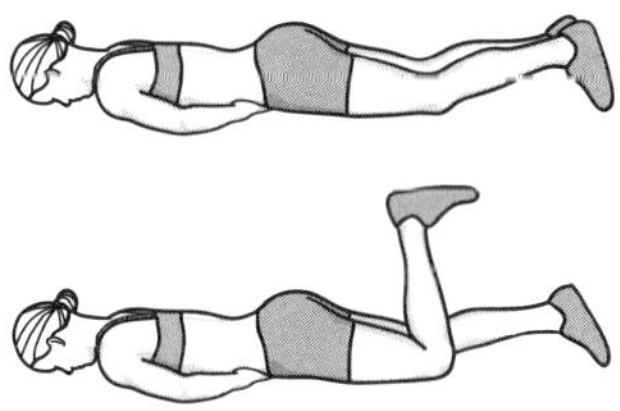

3 Kick-back in Bauchlage

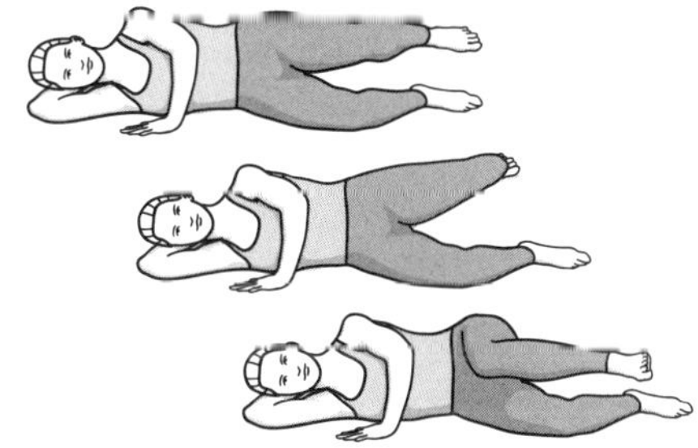

4 Bein vor- und zurückschieben in Seitlage

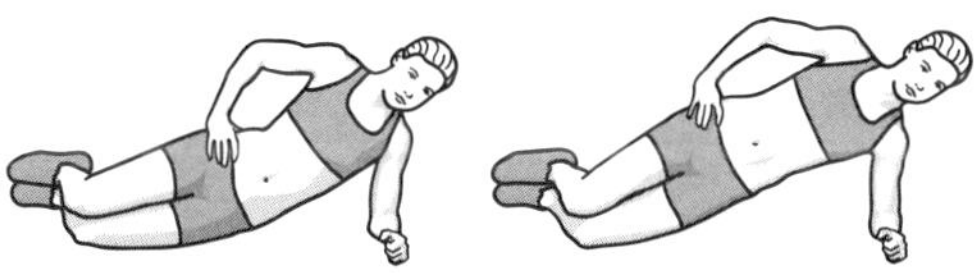

5 Seitstütz mit Beckenheben

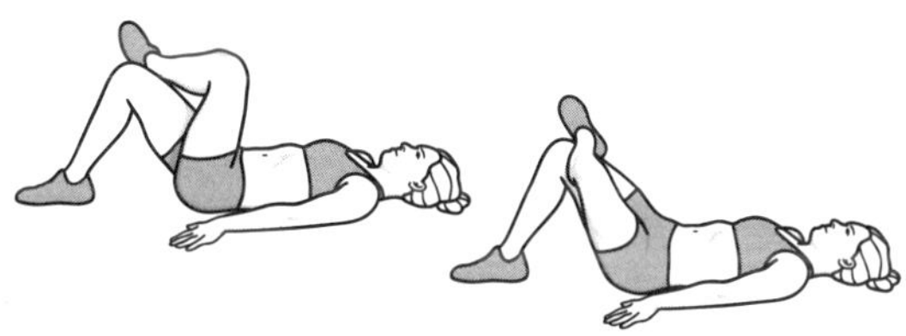

6 Dehnung des Gesäßes mit überschlagenem Bein

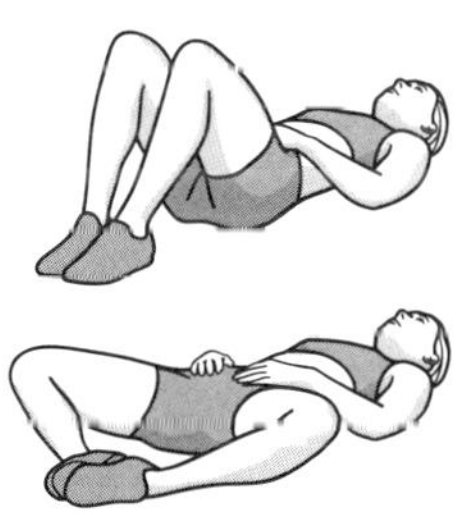

7 Frosch

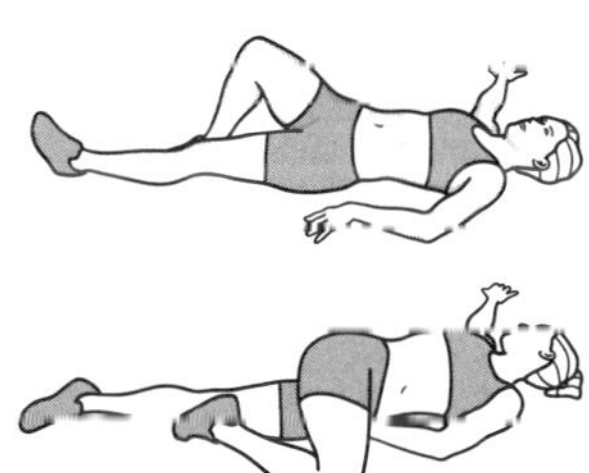

8 Krokodil

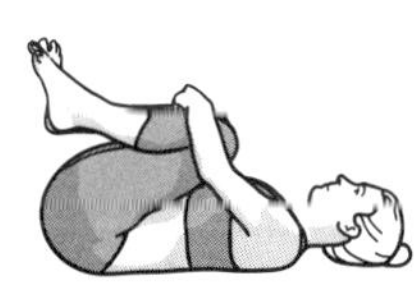

9 Päckchenstellung

21 Workout für einen aufrechten und beweglichen oberen Rücken

1 **2** 3

Trainingsdauer: 20 Minuten

	Übungen	Wiederholungen (Wdh.)/ Belastungszeit (Sek./Min.)	Sätze	Seite
1	Armpendeln	2 Min.	1	118
2	Seitdehnung im Sitzen	1 Min. halten je Seite	1	139
3	Heben des Brustbeins im Schneidersitz	20 Wdh.	1	119
4	Oberkörperrotation im Sitzen	1 Min. halten je Seite	1	138
5	Rotation der Brustwirbelsäule im Vierfüßlerstand	15 Wdh. je Seite	1	121
6	Oberkörper-Lift	15 Wdh.	2	129
7	Dehnung der Schulter- und Brustmuskulatur	1 Min.	1	135
8	Dehnung der Brustmuskulatur	1 Min.	1	134
9	Aufrechter Stand	1 Min.	1	141

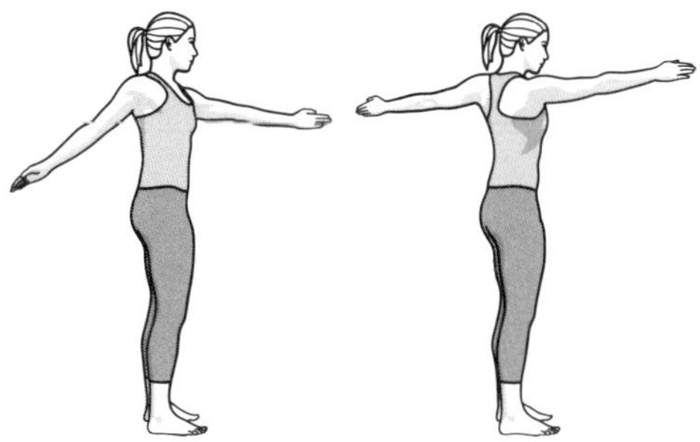

1 Armpendeln

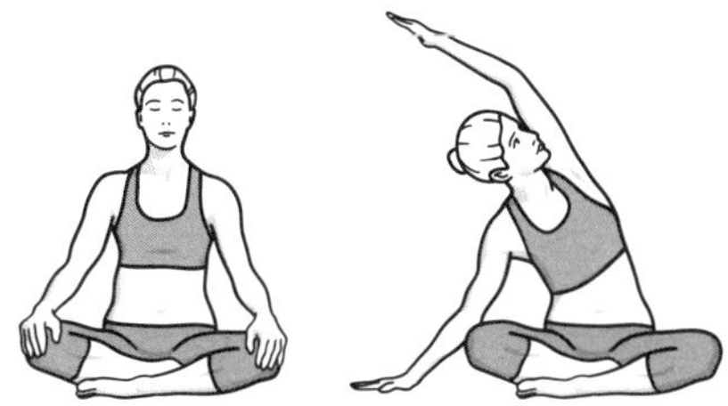

2 Seitdehnung im Sitzen

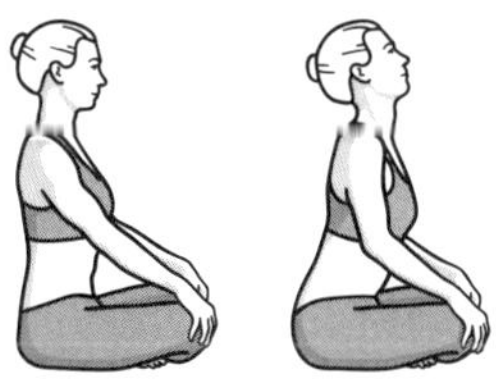

3 Heben des Brustbeins im Schneidersitz

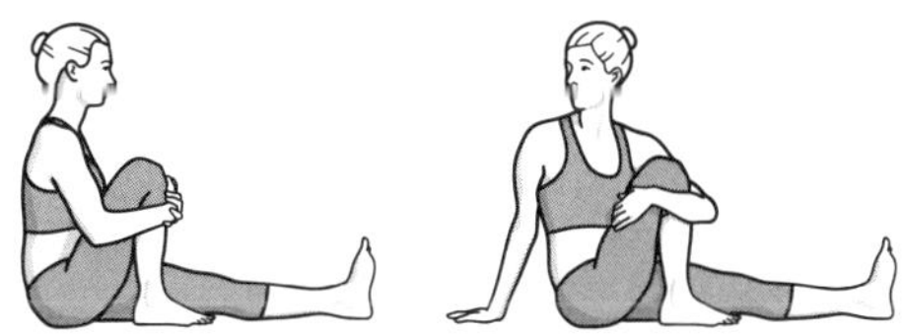

4 Oberkörperrotation im Sitzen

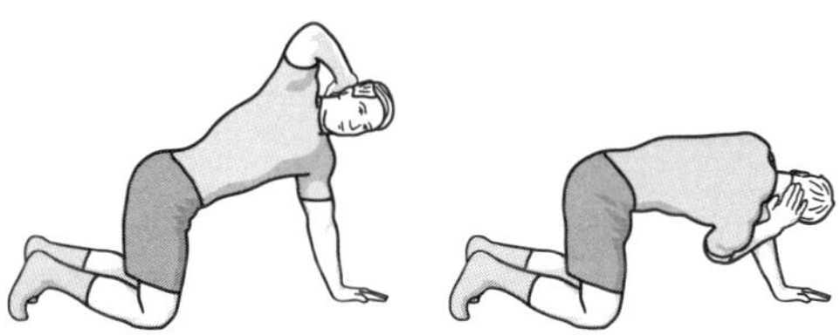

5 Rotation der Brustwirbelsäule im Vierfüßlerstand

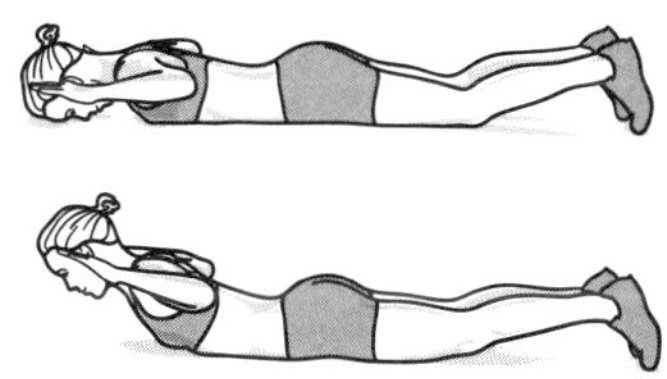

6 Oberkörper-Lift

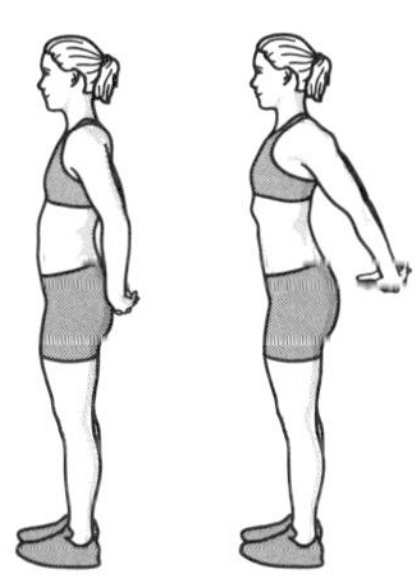

7 Dehnung der Schulter- und Brustmuskulatur

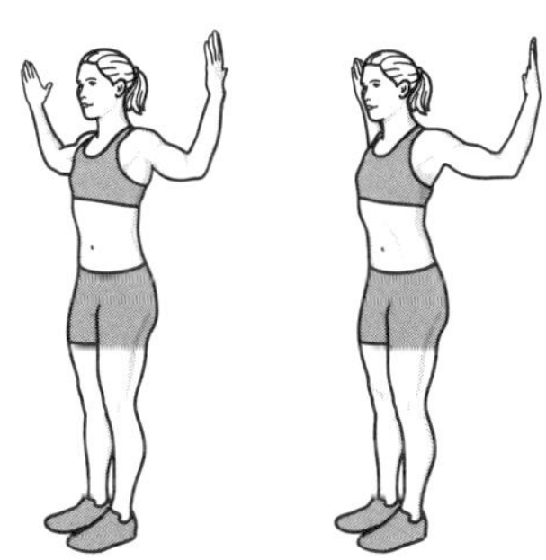

8 Dehnung der Brustmuskulatur

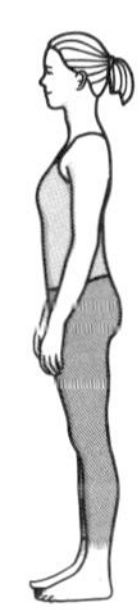

9 Aufrechter Stand

22 Tiefenmuskeltraining für einen stabilen Rücken

Trainingsdauer: 30 Minuten

1 **2** 3

	Übungen	Wiederholungen (Wdh.)/ Belastungszeit (Sek./Min.)	Sätze	Seite
1	Hacken	20 Sek.	3	130
2	Einbeinstand mit überkreuzten Armen	30 Sek. halten je Seite	2	142
3	Standwaage	30 Sek. halten je Seite	2	143
4	Armkoordination mit Beinheben	20 Sek. je Seite	2	142
5	Tap down	15 Wdh. je Seite	2	132
6	Brücke mit Beinheben	15 Wdh. je Seite	2	125
7	Seitstütz mit Beckenheben	15 Wdh. je Seite	2	132
8	Krokodil	1 Min. halten je Seite	1	138
9	Seitdehnung im Sitzen	1 Min. halten je Seite	1	139
10	Aufrechter Stand	1 Min.	1	141

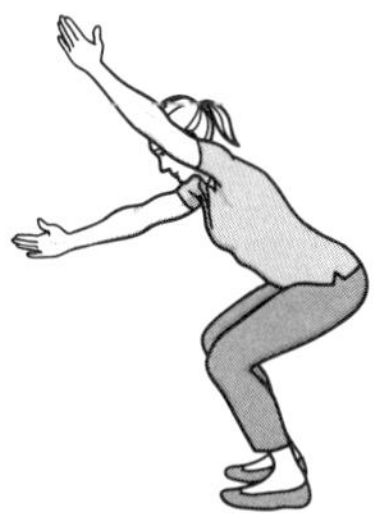

1 Hacken

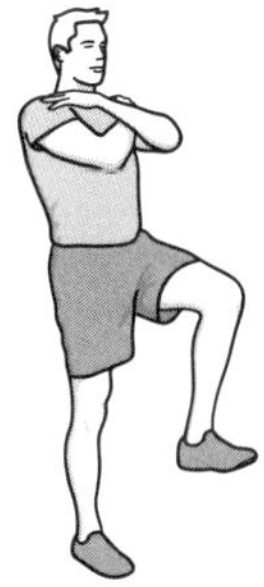

2 Einbeinstand mit überkreuzten Armen

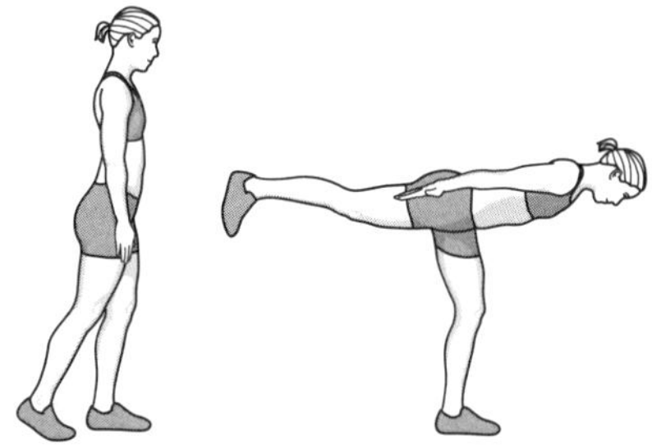

3 Standwaage

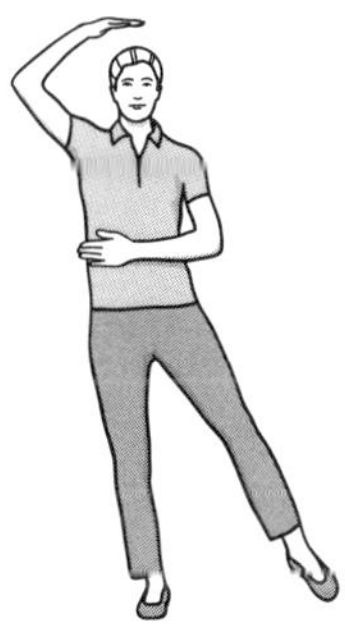

4 Armkoordination mit Beinheben

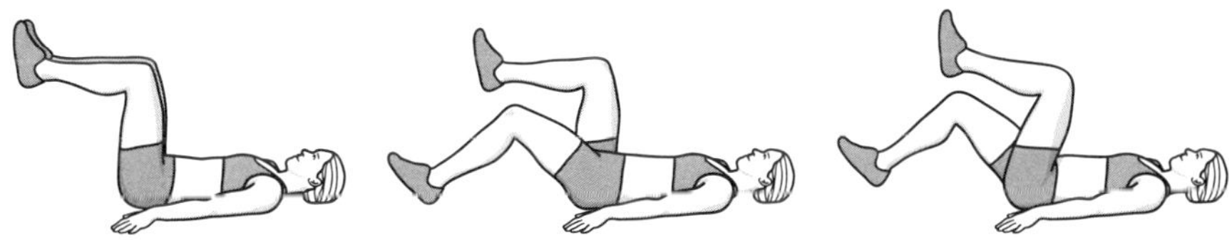

5 Tap down

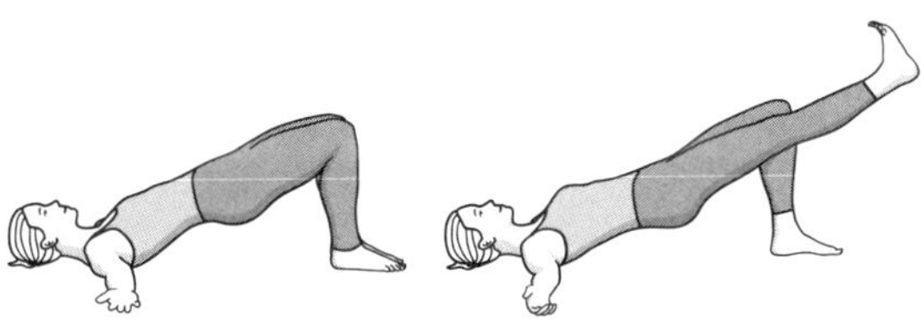

6 Brücke mit Beinheben

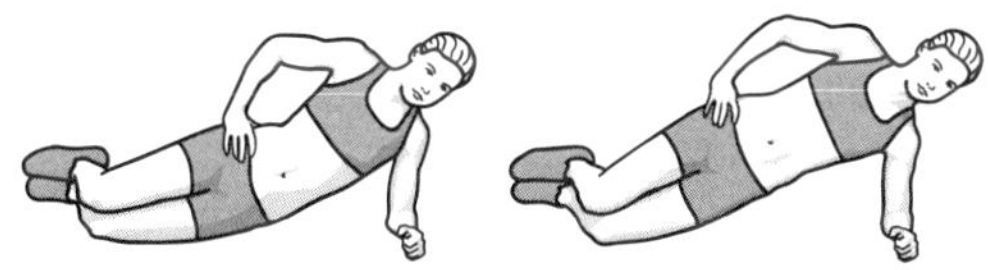

7 Seitstütz mit Beckenheben

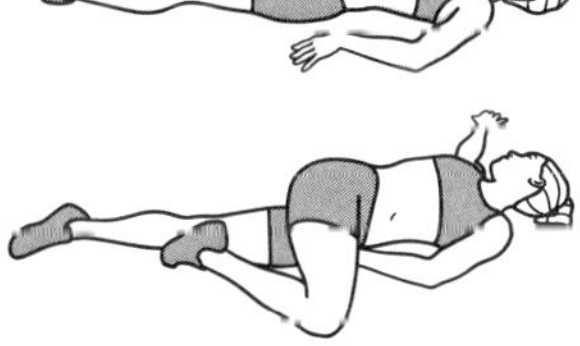

8 Krokodil

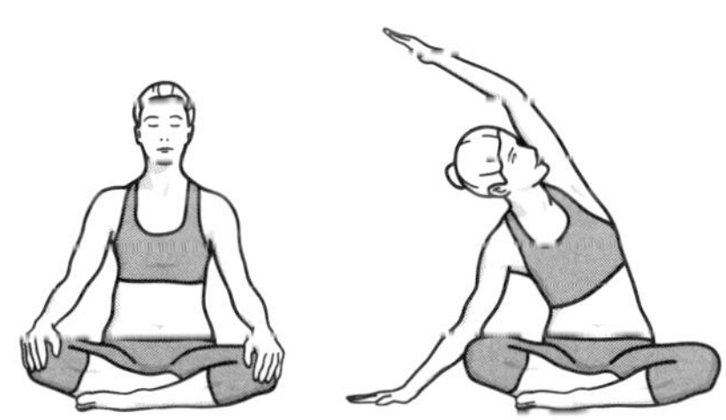

9 Seitdehnung im Sitzen

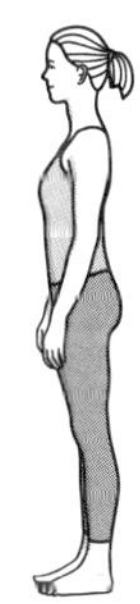

10 Aufrechter Stand

23 Wirbelsäulengymnastik

Trainingsdauer: 30 Minuten

1 2 3

	Übungen	Wiederholungen (Wdh.)/ Belastungszeit (Sek./Min.)	Sätze	Seite
1	Armpendeln	15 Wdh. je Seite	2	118
2	Armkoordination mit Beinheben	30 Sek. je Seite	2	142
3	Hacken	20 Sek.	3	130
4	Stabilisation im Vierfüßlerstand	15 Wdh. je Seite	2	132
5	Oberkörper-Lift	15 Wdh.	2	129
6	Bein vor- und zurückschieben in Seitlage	15 Wdh. je Seite	2	124
7	Rücken runden	15 Wdh.	2	121
8	Beinkreisen in Rückenlage	15 Wdh. je Seite	1	129
9	Krokodil	1 Min. halten je Seite	1	138
10	Brust-Bauch-Atmung	2–3 Min.	1	140

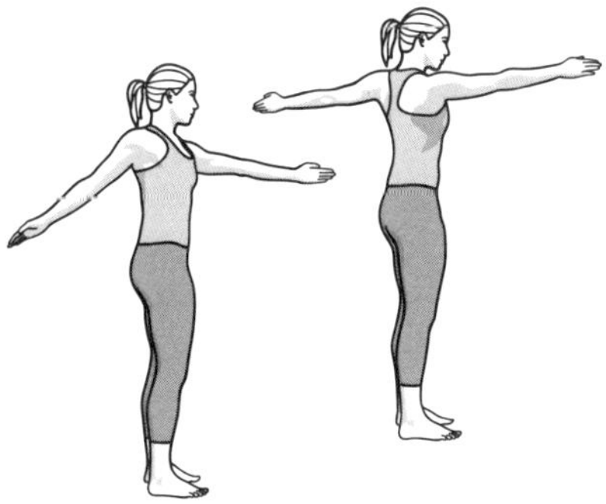

1 Armpendeln

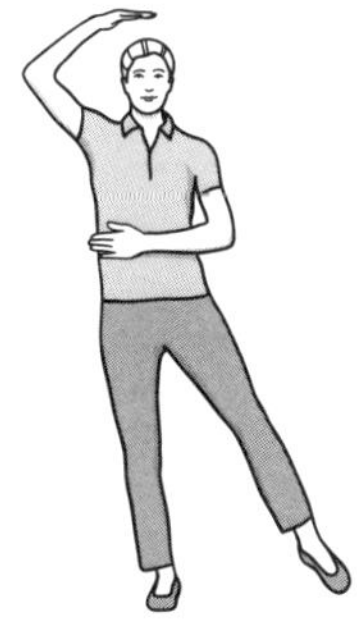

2 Armkoordination mit Beinheben

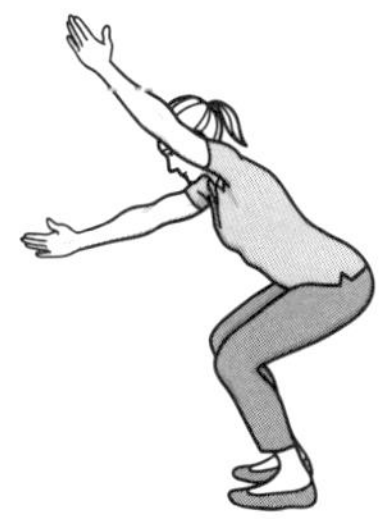

3 Hacken

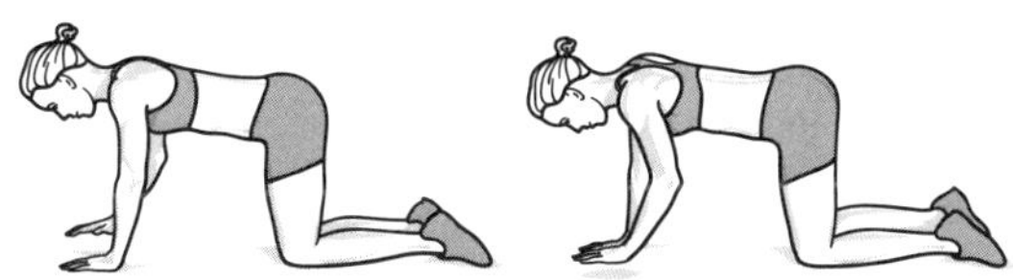

4 Stabilisation im Vierfüßlerstand

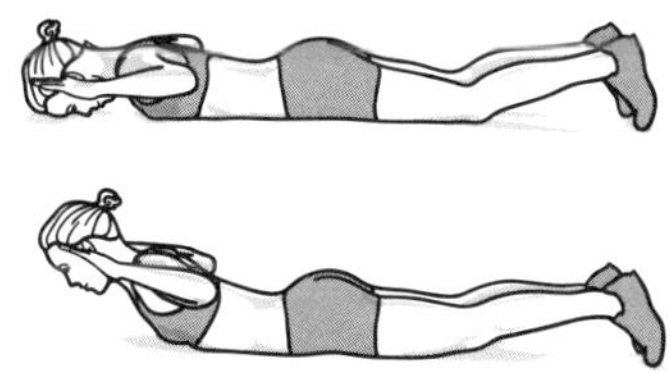

5 Oberkörper-Lift

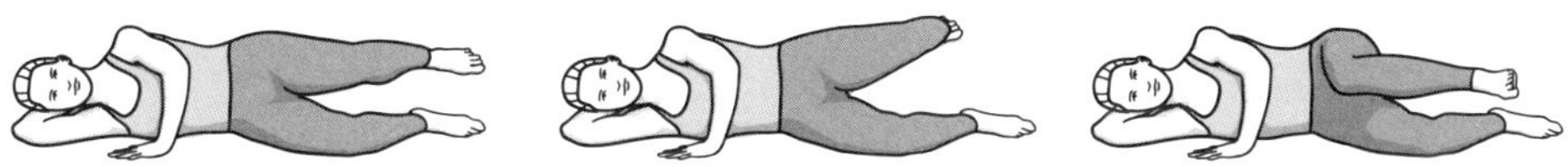

6 Bein vor- und zurückschieben in Seitlage

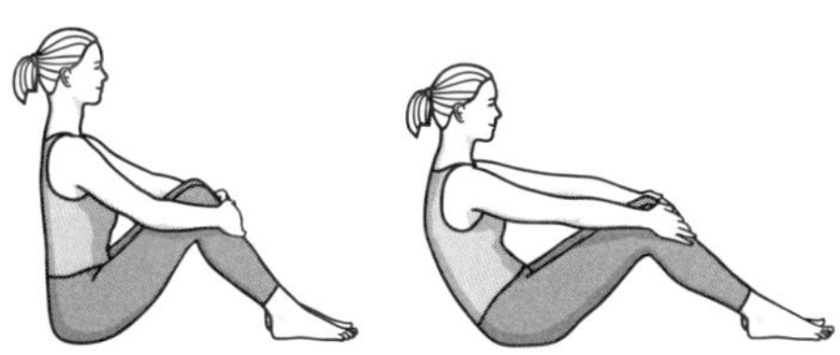

7 Rücken runden

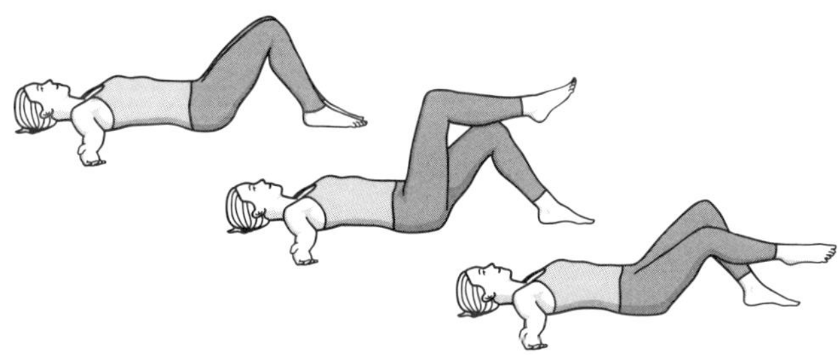

8 Beinkreisen in Rückenlage

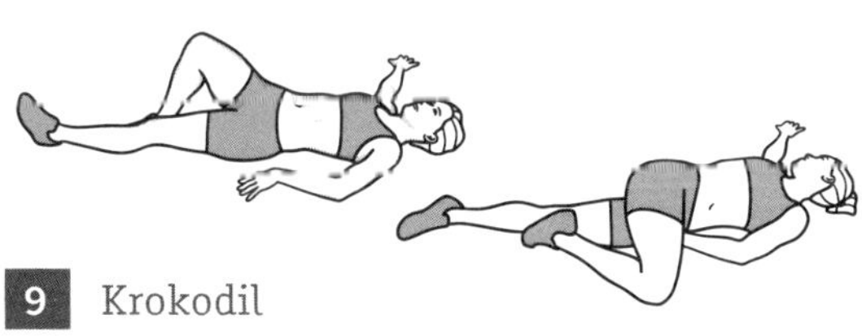

9 Krokodil

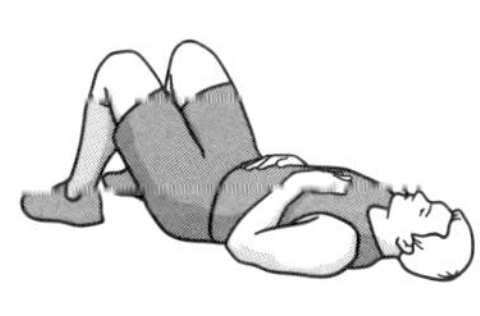

10 Brust-Bauch-Atmung

24 Faszientraining für einen gesunden Rücken

1 2 **3**

Trainingsdauer: 20 Minuten

	Übungen	Wiederholungen (Wdh.)/ Belastungszeit (Sek./Min.)	Sätze	Seite
1	Räkeln und Strecken im Stehen	1 Min.	1	120
2	Armkreisen	30 Wdh.	1	118
3	Armschwingen	1 Min.	1	118
4	Seitdehnung im Stehen	1 Min. halten je Seite	1	139
5	Flieger	15 Wdh. je Seite	1	125
6	Kobra	15 Wdh.	1	131
7	Brücke	15 Wdh.	1	124
8	Krokodil	1 Min. halten je Seite	1	138
9	Päckchenstellung	1 Min.	1	141
10	Entspannung in Rückenlage	2–3 Min.	1	140

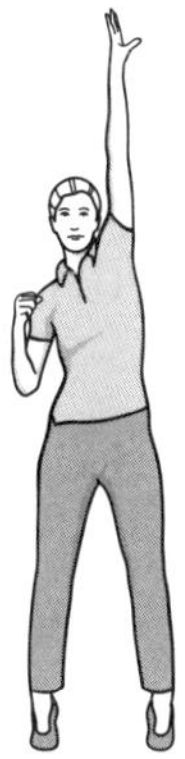

1 Räkeln und Strecken im Stehen

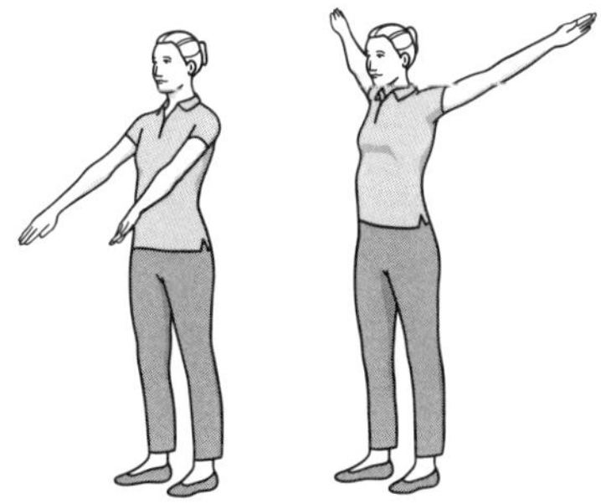

2 Armkreisen

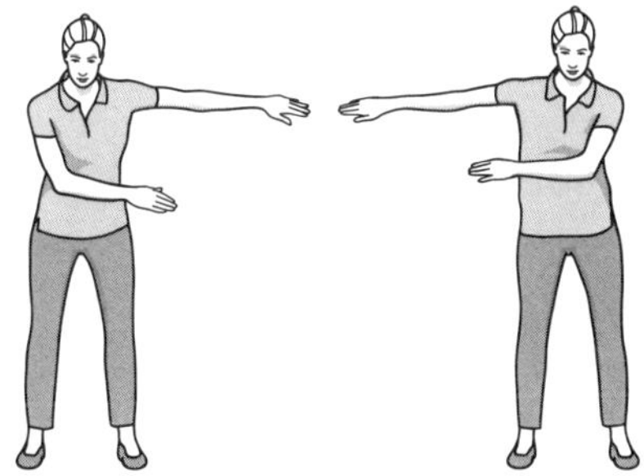

3 Armschwingen

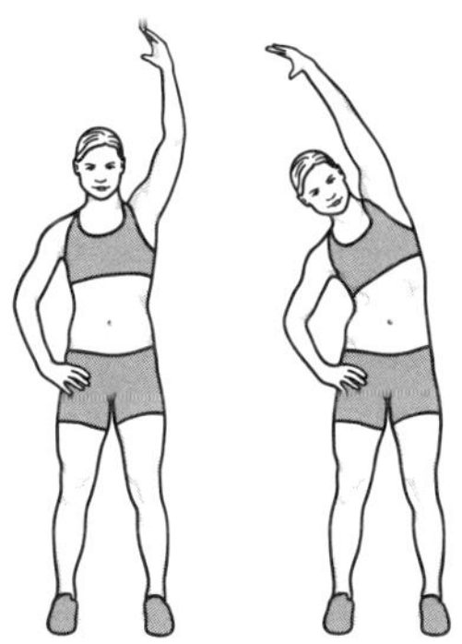

4 Seitdehnung im Stehen

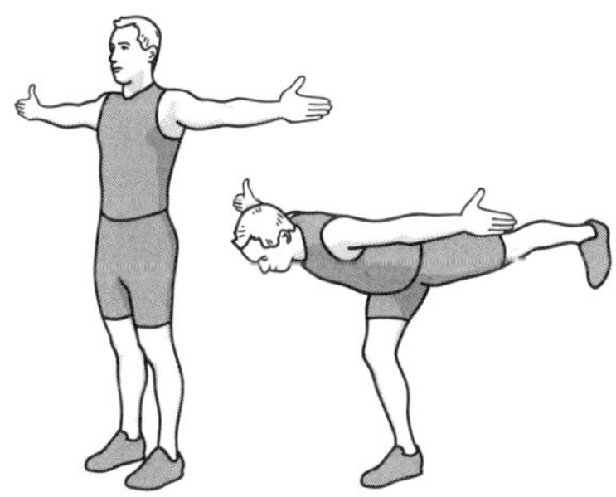

5 Flieger

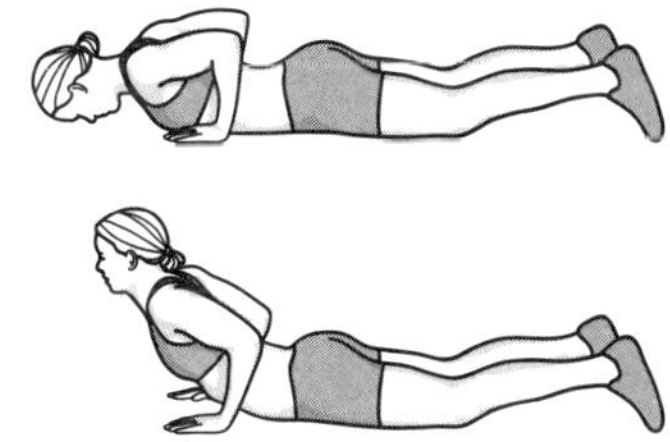

6 Kobra

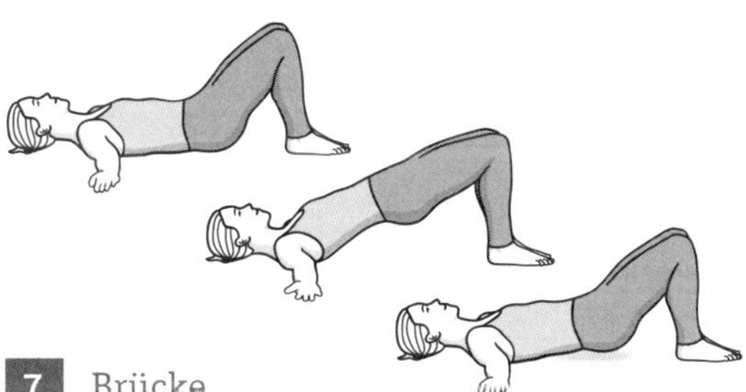

7 Brücke

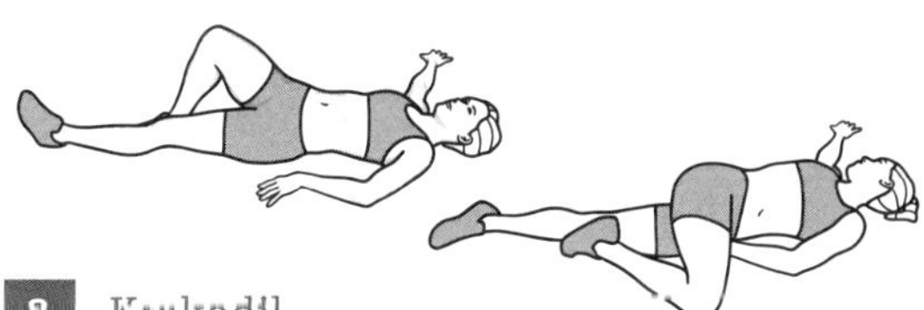

8 Krokodil

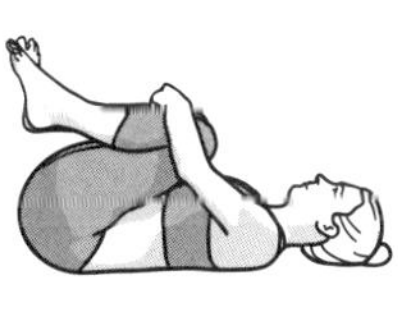

9 Päckchenstellung

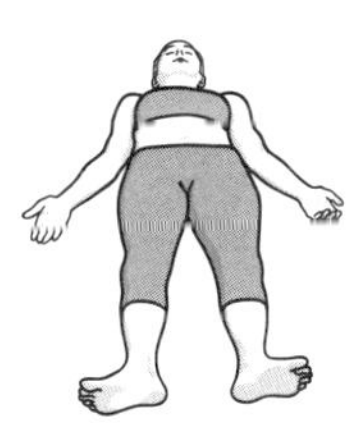

10 Entspannung in Rückenlage

25 Mobilisation der Hüftgelenke für einen schmerzfreien Rücken

1 2 3

Trainingsdauer: 10 Minuten

	Übungen	Wiederholungen (Wdh.)/ Belastungszeit (Sek./Min.)	Sätze	Seite
1	Dehnung des Hüftbeugers im Ausfallschritt	1 Min. halten je Seite	1	136
2	Bein vor- und zurückschieben in Seitlage	15 Wdh. je Seite	1	124
3	Beinkreisen in Rückenlage	15 Wdh. je Seite	1	129
4	Dehnung des Gesäßes in Rückenlage	1 Min. halten je Seite	1	135
5	Dehnung des Gesäßes mit überschlagenem Bein	1 Min. halten je Seite	1	136
6	Frosch	1 Min.	1	137

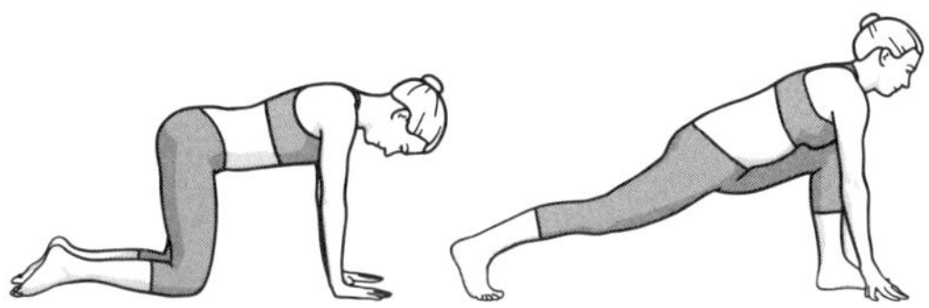

1 Dehnung des Hüftbeugers im Ausfallschritt

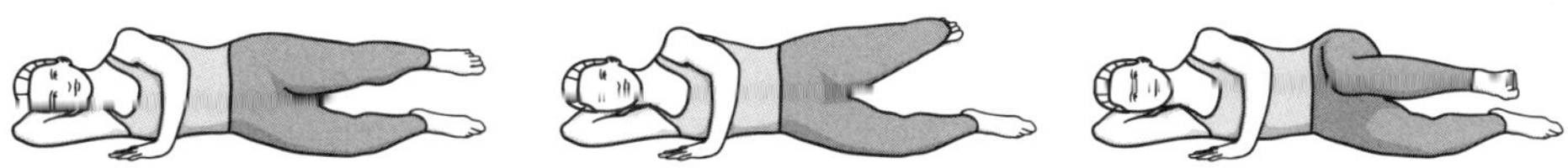

2 Bein vor- und zurückschieben in Seitlage

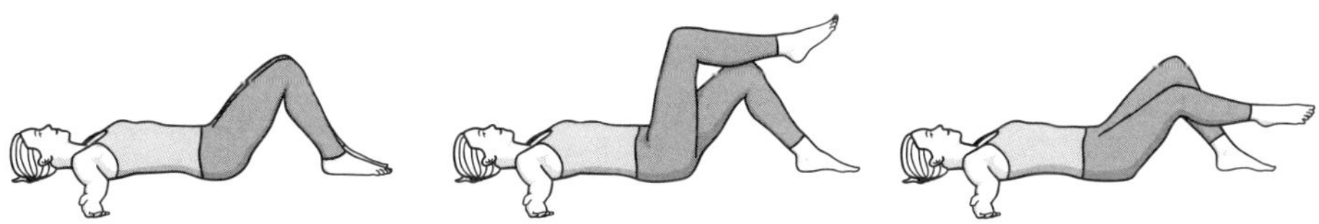

3 Beinkreisen in Rückenlage

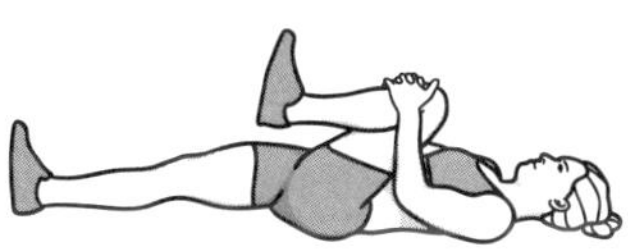

4 Dehnung des Gesäßes in Rückenlage

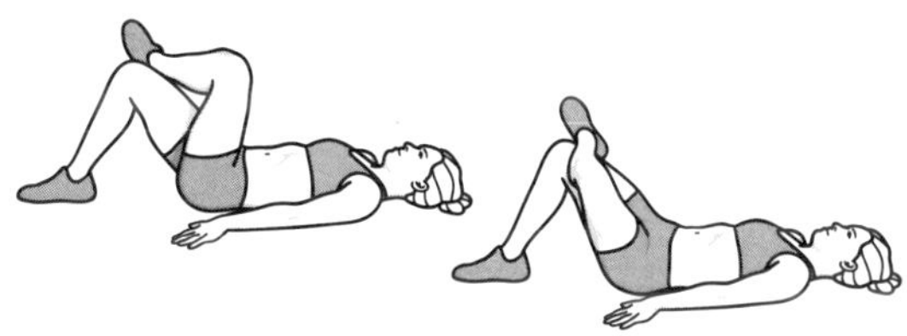

5 Dehnung des Gesäßes mit überschlagenem Bein

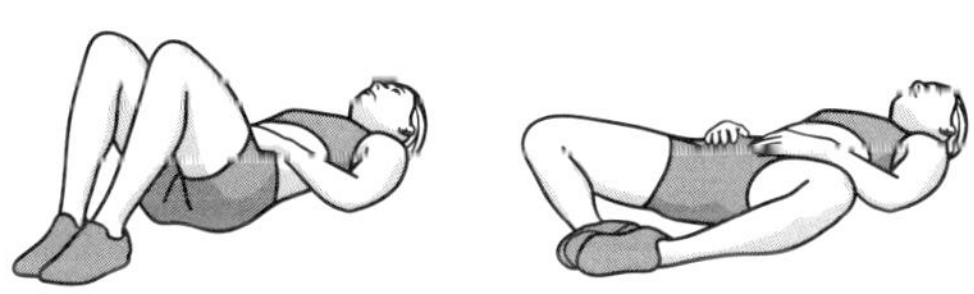

6 Frosch

26 Workout für stabile und schmerzfreie Knie

1 **2** 3

Trainingsdauer: 20 Minuten

	Übungen	Wiederholungen (Wdh.)/ Belastungszeit (Sek./Min.)	Sätze	Seite
1	Aufrechter Stand	1 Min.	1	141
2	Hüftkreisen	15 Wdh. je Richtung	1	10
3	Fuß beugen und strecken	15 Wdh. je Seite	1	120
4	Gehen am Platz	2 Min.	1	12
5	Seitlicher Ausfallschritt	15 Wdh. je Seite	1	128
6	Standwaage	15 Wdh. je Seite	2	143
7	Kniebeuge	15 Wdh.	2	126
8	Dehnung der Beinrückseite im Stehen	1 Min. halten je Seite	1	134
9	Dehnung des Hüftbeugers im Ausfallschritt	1 Min. halten je Seite	1	136

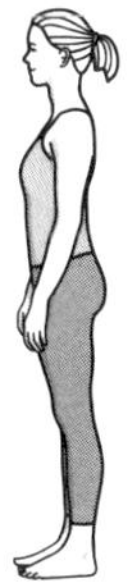

1 Aufrechter Stand

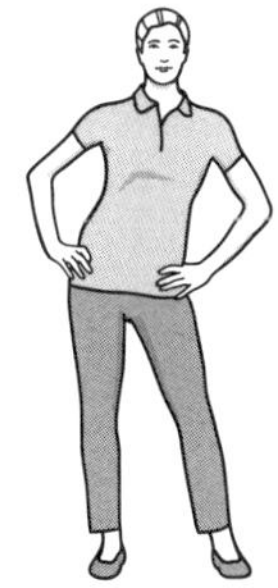

2 Hüftkreisen

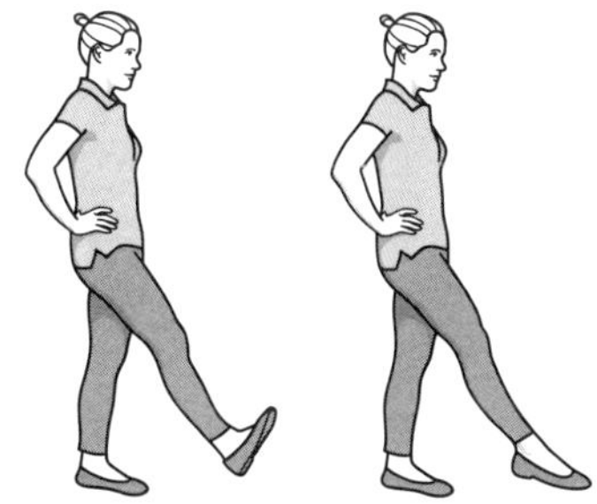

3 Fuß beugen und strecken

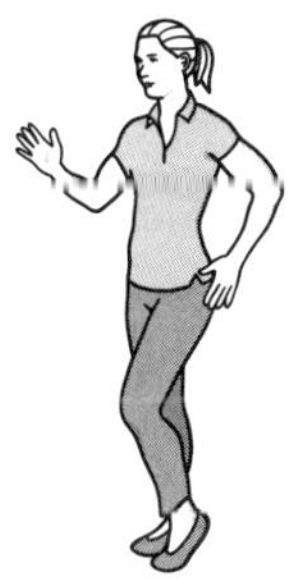

4 Gehen am Platz

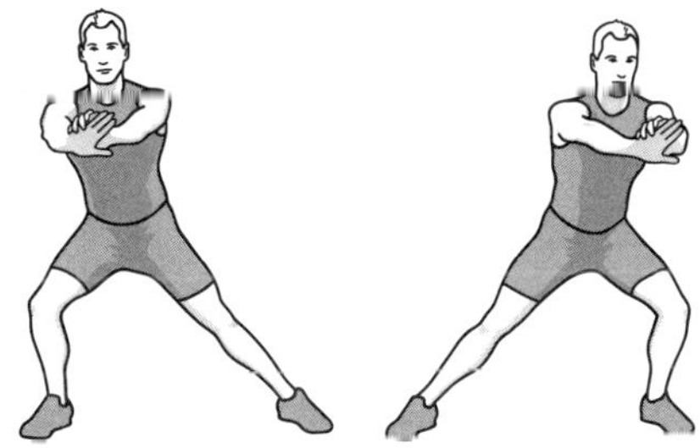

5 Seitlicher Ausfallschritt

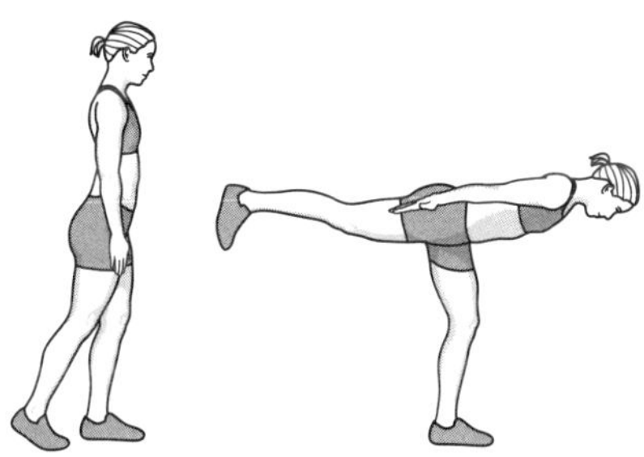

6 Standwaage

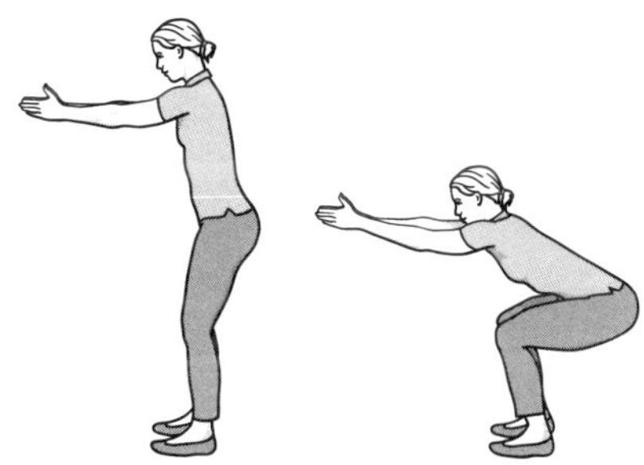

7 Kniebeuge

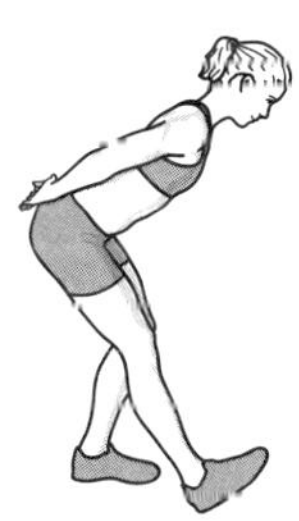

8 Dehnung der Beinrückseite im Stehen

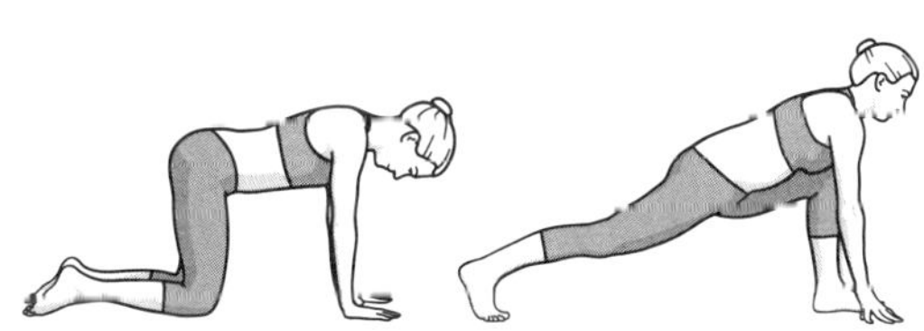

9 Dehnung des Hüftbeugers im Ausfallschritt

27 Soforthilfe bei schmerzenden Schultern

Trainingsdauer: 8 Minuten

1 2 3

	Übungen	Wiederholungen (Wdh.)/ Belastungszeit (Sek./Min.)	Sätze	Seite
1	Armpendeln	1 Min.	1	118
2	Ellbogenkreisen im Stehen	20 Wdh.	1	11
3	Rotation der Schultergelenke	1 Min.	1	11
4	Armschwingen	1 Min.	1	118
5	Schulterdehnung	1 Min. halten je Seite	1	138
6	Dehnung der Brustmuskulatur	1 Min.	1	134
7	Dehnung der Schulter- und Brustmuskulatur	1 Min.	1	135

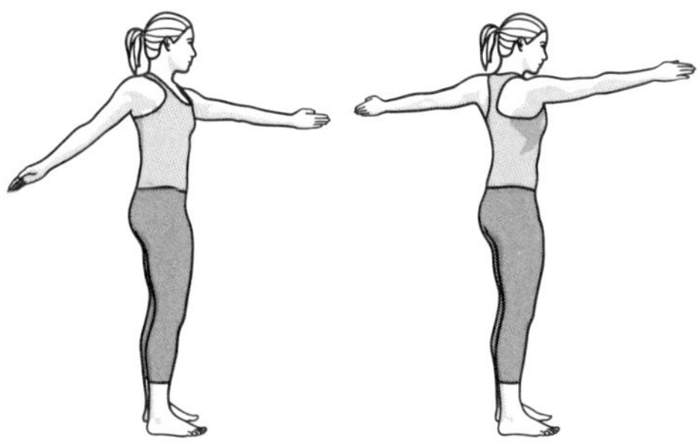

1 Armpendeln

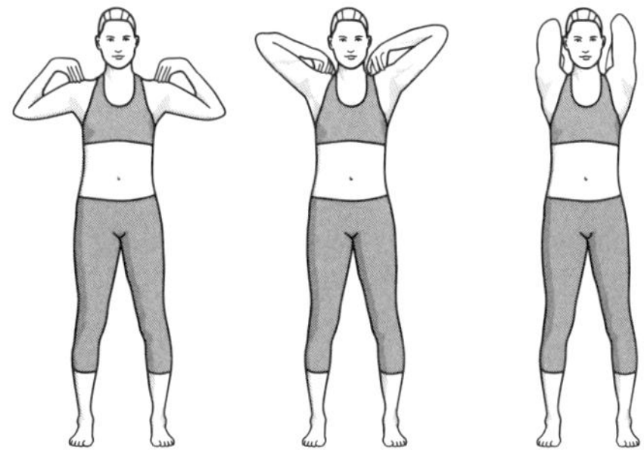

2 Ellbogenkreisen im Stehen

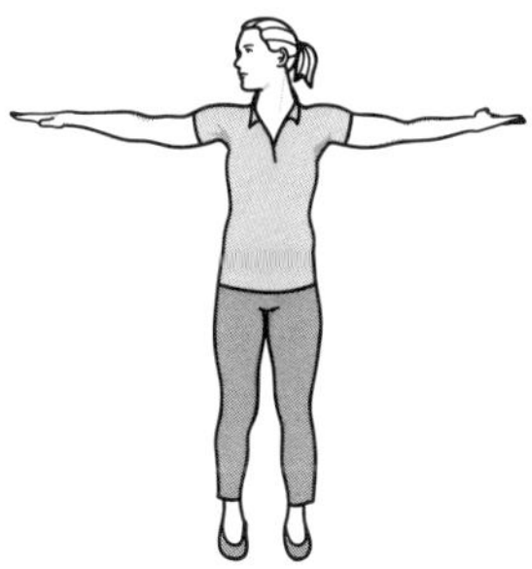

3 Rotation der Schultergelenke

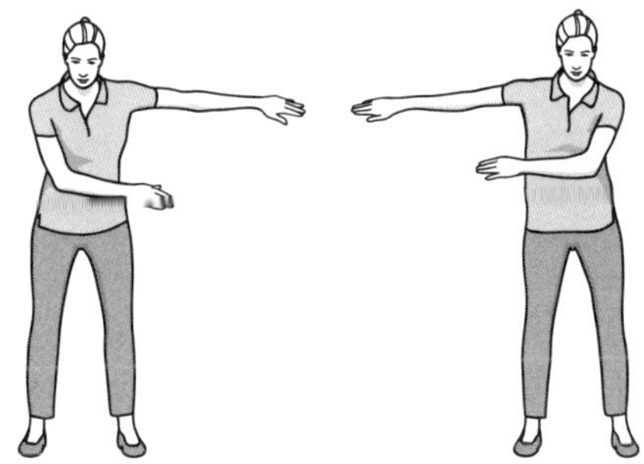

4 Armschwingen

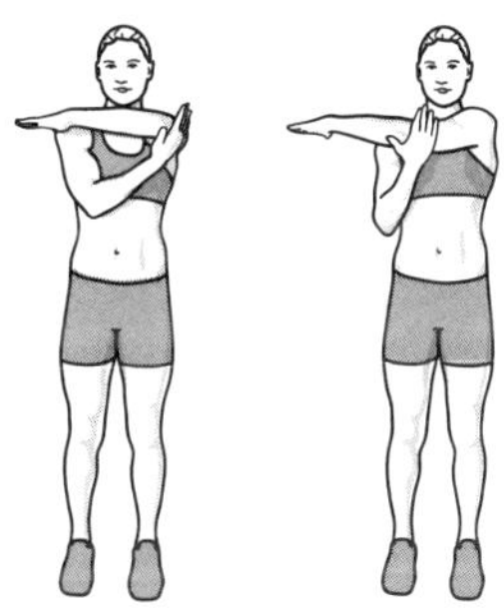

5 Schulterdehnung

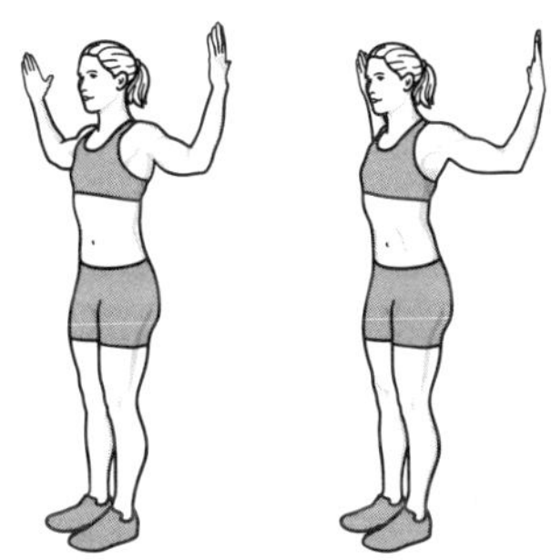

6 Dehnung der Brustmuskulatur

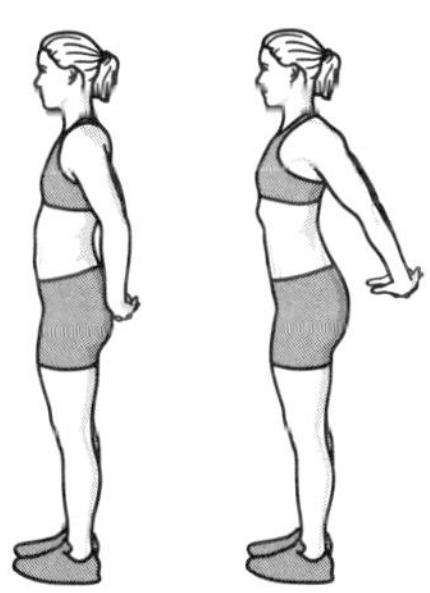

7 Dehnung der Schulter- und Brustmuskulatur

28 Workout für schmerzfreie und bewegliche Schultern

1 2 3

Trainingsdauer: 15 Minuten

	Übungen	Wiederholungen (Wdh.)/ Belastungszeit (Sek./Min.)	Sätze	Seite
1	Ellbogenkreisen im Stehen	1 Min.	1	11
2	Rotation der Schultergelenke	15 Wdh. je Richtung	1	11
3	Armkreisen	20 Wdh.	1	118
4	Dehnung der Schulter- und Brustmuskulatur	1 Minute	1	135
5	Schulterdehnung	1 Min. halten je Seite	1	138
6	Nackendehnung im Stehen	1 Min. halten je Seite	1	137
7	Dehnung der Brustmuskulatur	1 Min.	1	134

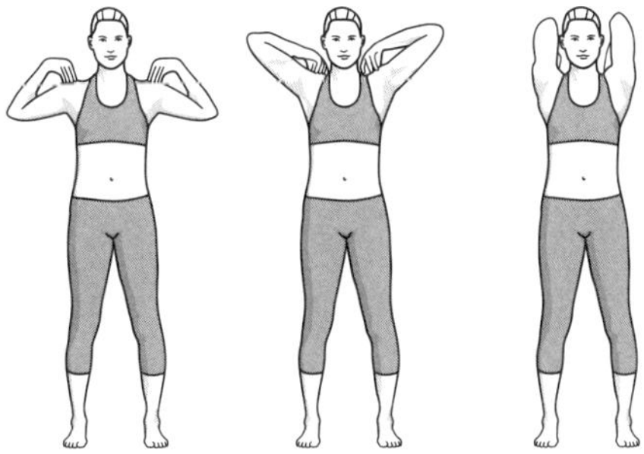

1 Ellbogenkreisen im Stehen

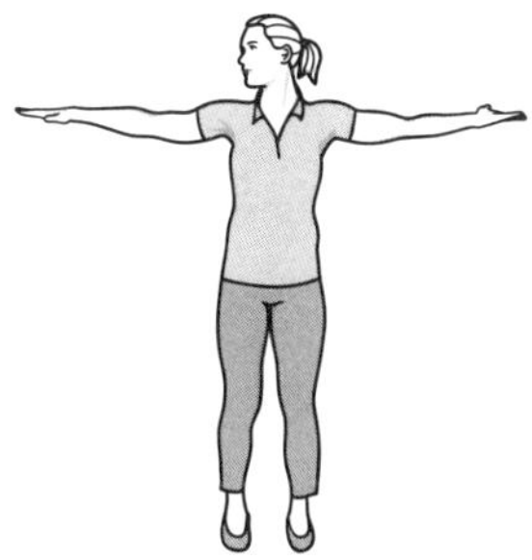

2 Rotation der Schultergelenke

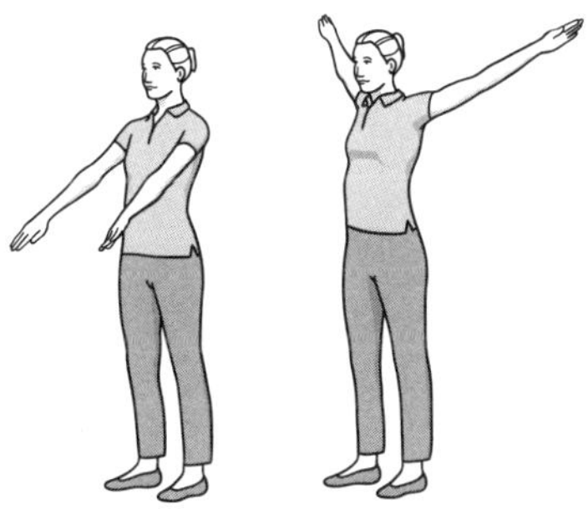

3 Armkreisen

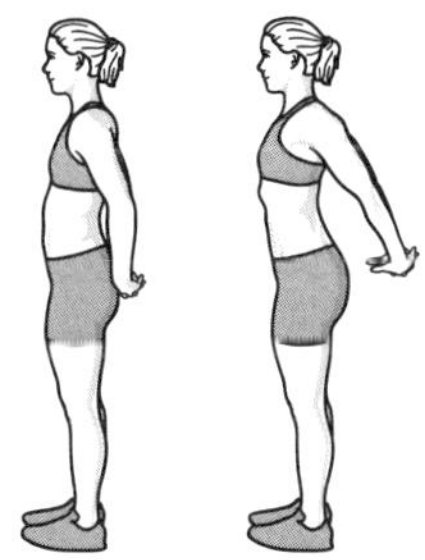

4 Dehnung der Schulter- und Brustmuskulatur

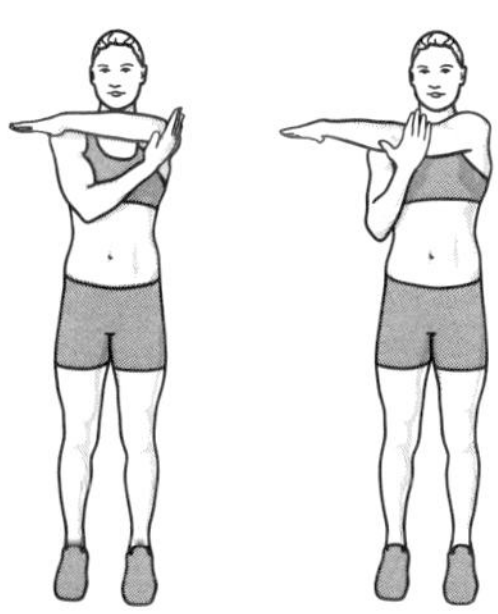

5 Schulterdehnung

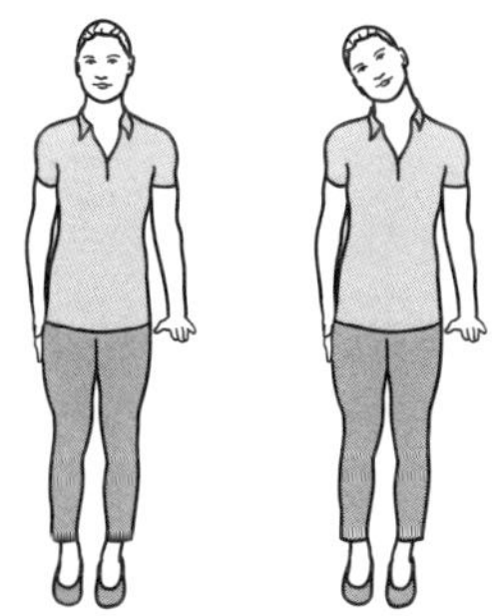

6 Nackendehnung im Stehen

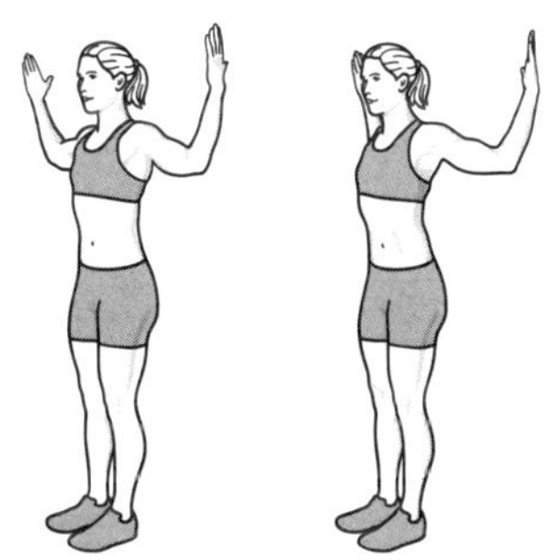

7 Dehnung der Brustmuskulatur

29 Entspannter Nacken 1

Trainingsdauer: 5 Minuten
Benötigte Hilfsmittel: Stuhl

1 2 3

	Übungen	Wiederholungen (Wdh.)/ Belastungszeit (Sek./Min.)	Sätze	Seite
1	Wechselseitiges Hochziehen der Schultern im Sitzen	15 Wdh. je Seite	1	122
2	Ellbogenkreisen im Sitzen	30 Wdh.	1	119
3	Nackendehnung im Sitzen	1 Min. halten je Seite	1	137

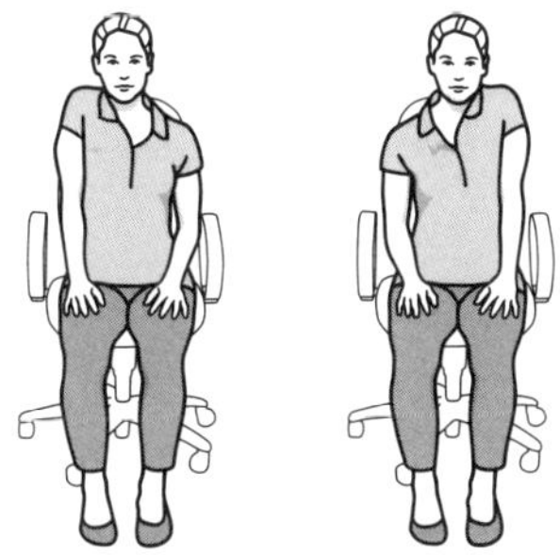

1 Wechselseitiges Hochziehen der Schultern im Sitzen

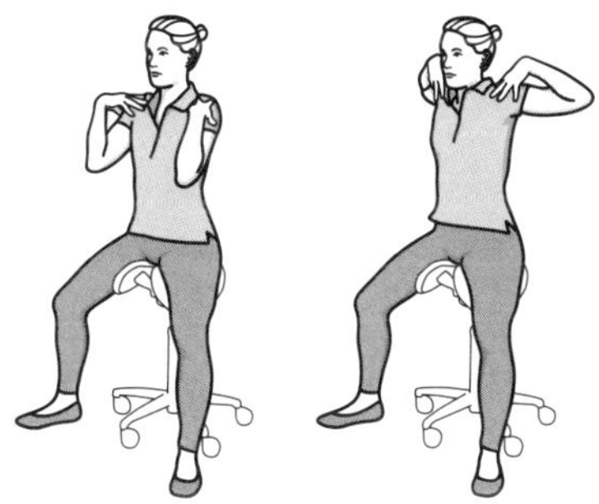

2 Ellbogenkreisen im Sitzen

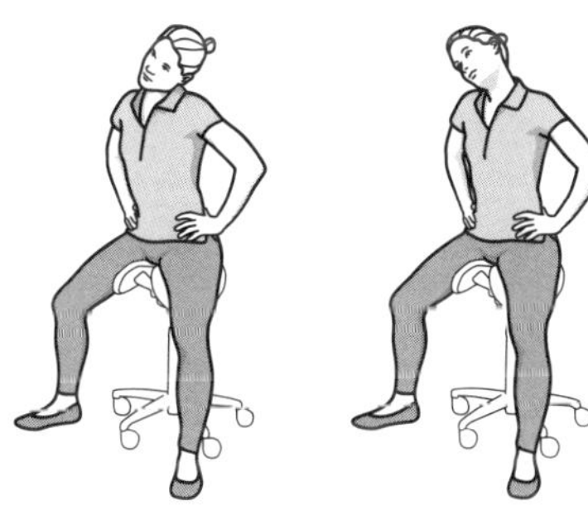

3 Nackendehnung im Sitzen

30 Entspannter Nacken 2

Trainingsdauer: 10 Minuten

1 2 3

	Übungen	Wiederholungen (Wdh.)/ Belastungszeit (Sek./Min.)	Sätze	Seite
1	Aufrechter Stand	1 Min.	1	141
2	Schulterachter	20 Wdh.	1	122
3	Ellbogenkreisen im Stehen	20 Wdh.	1	11
4	Rotation der Schultergelenke	10 Wdh. je Seite	1	11
5	Armpendeln	1 Min.	1	118
6	Armschwingen	1 Min.	1	118
7	Dehnung der Schulter- und Brustmuskulatur	1 Min.	1	135
8	Nackendehnung im Stehen	1 Min. halten je Seite	1	137

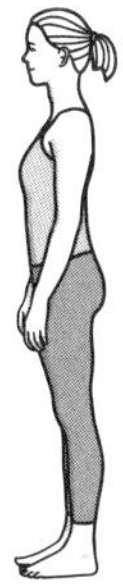

1 Aufrechter Stand

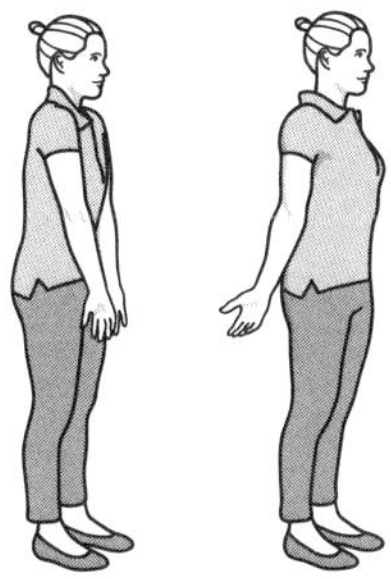

2 Schulterachter

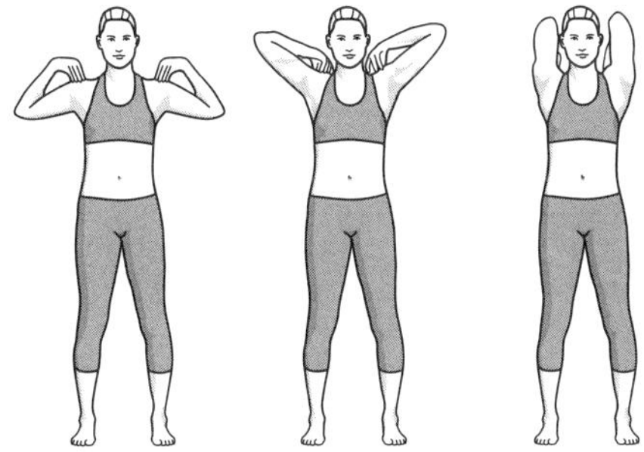

3 Ellbogenkreisen im Stehen

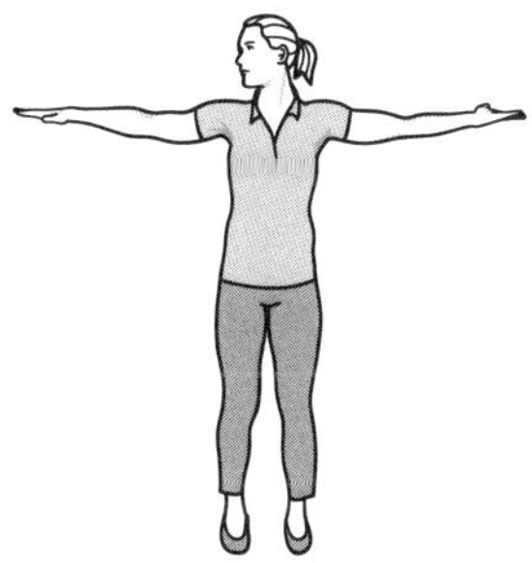

4 Rotation der Schultergelenke

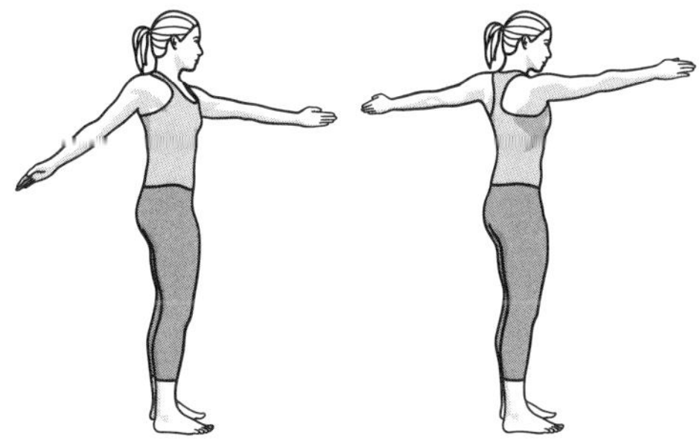

5 Armpendeln

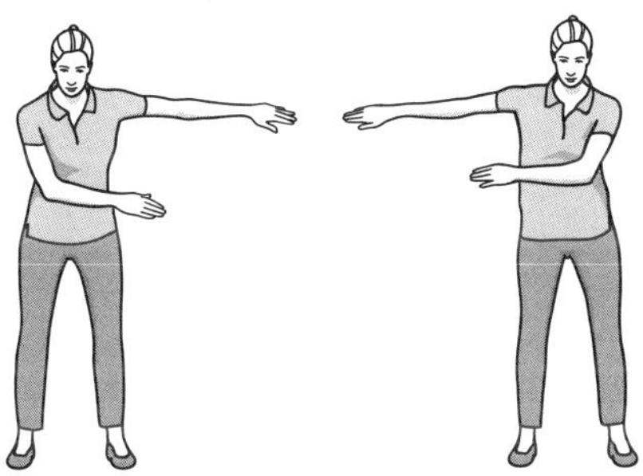

6 Armschwingen

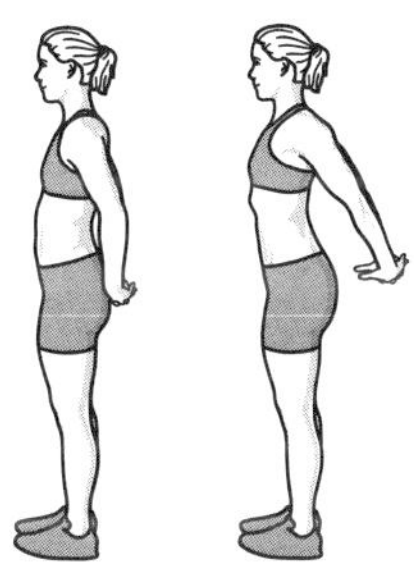

7 Dehnung der Schulter- und Brustmuskulatur

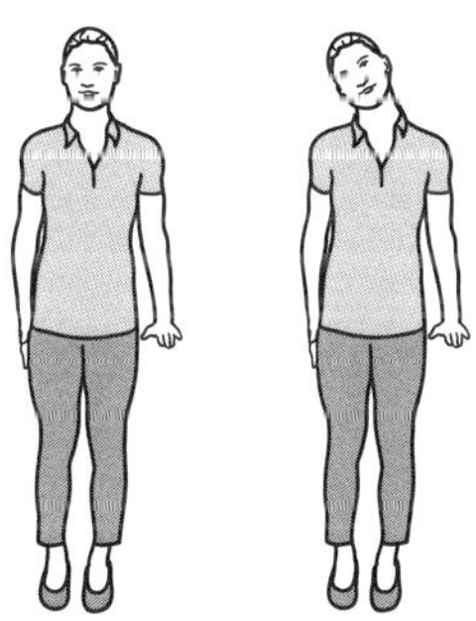

8 Nackendehnung im Stehen

31 Entspannter Nacken 3

Trainingsdauer: 10 Minuten
Benötigte Hilfsmittel: Stuhl

1 2 3

	Übungen	Wiederholungen (Wdh.)/ Belastungszeit (Sek./Min.)	Sätze	Seite
1	Wechselseitiges Hochziehen der Schultern im Sitzen	15 Wdh. je Seite	1	122
2	Ellbogenkreisen im Sitzen	15 Wdh.	1	119
3	Ellbogen schließen und öffnen	15 Wdh.	1	119
4	Rotation der Brustwirbelsäule im Sitzen	15 Wdh. je Seite	1	121
5	Räkeln und Strecken im Sitzen	1 Min.	1	120
6	Nackendehnung im Sitzen	1 Min. halten je Seite	1	137

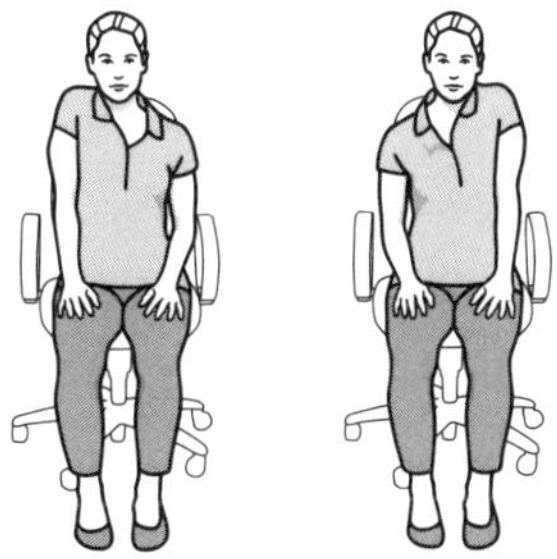

1 Wechselseitiges Hochziehen der Schultern im Sitzen

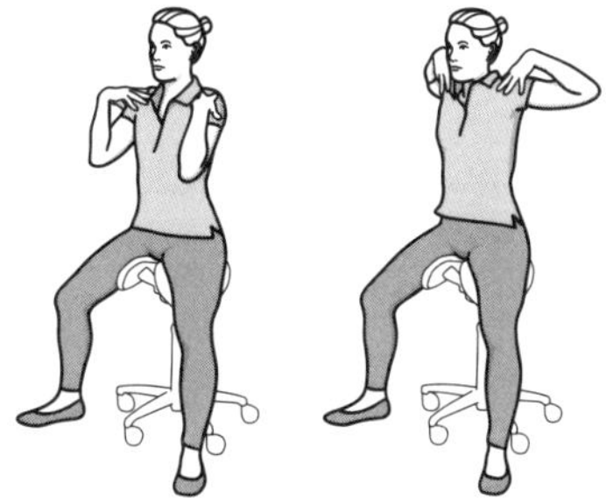

2 Ellbogenkreisen im Sitzen

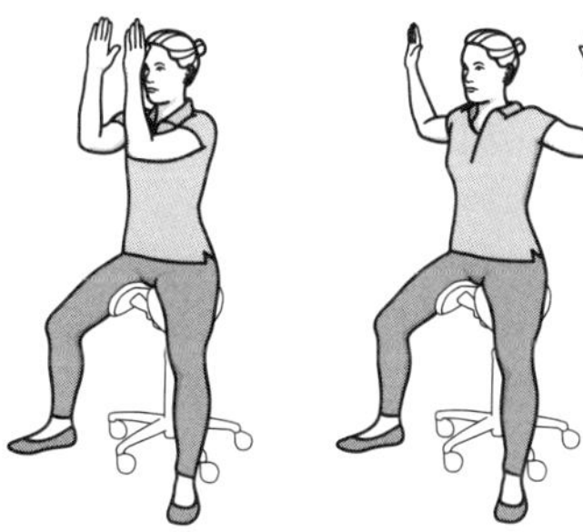

3 Ellbogen schließen und öffnen

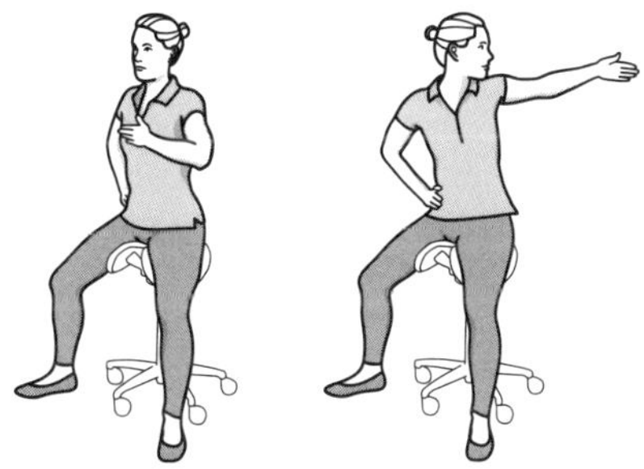

4 Rotation der Brustwirbelsäule im Sitzen

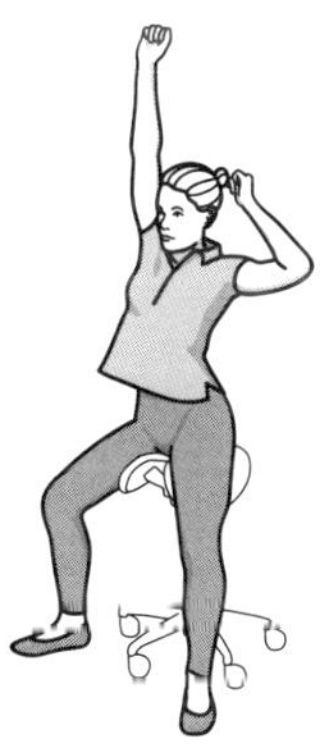

5 Räkeln und Strecken im Sitzen

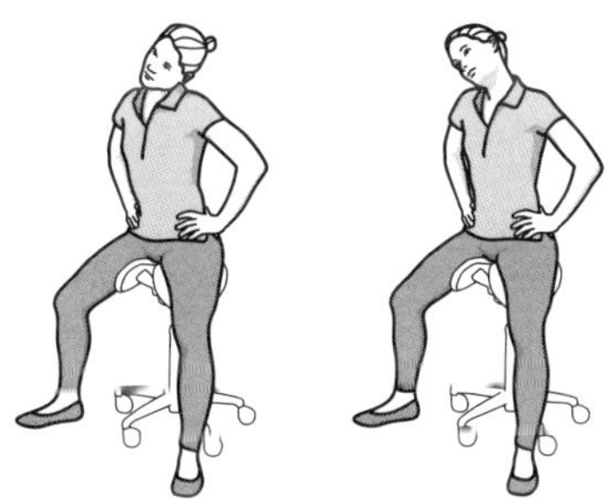

6 Nackendehnung im Sitzen

32 Starker und entspannter Beckenboden 1

Trainingsdauer: 15 Minuten

1 **2** 3

	Übungen	Wiederholungen (Wdh.)/ Belastungszeit (Sek./Min.)	Sätze	Seite
1	Hüftkreisen	15 Wdh. je Richtung	1	10
2	Bauchnabel Richtung Wirbelsäule ziehen	15 Wdh.	1	129
3	Beinstrecken im Vierfüßlerstand	15 Wdh. je Seite	1	130
4	Rücken runden	15 Wdh.	1	121
5	Beinkreisen in Rückenlage	15 Wdh. je Seite	1	129
6	Brücke	15 Wdh.	1	124
7	Frosch	1 Min.	1	137

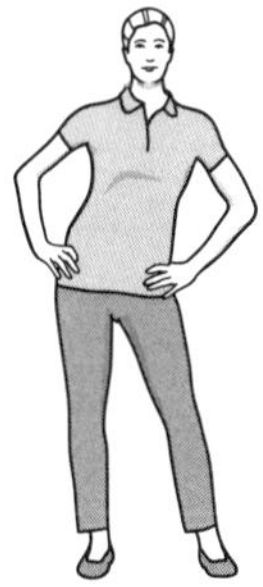

1 Hüftkreisen

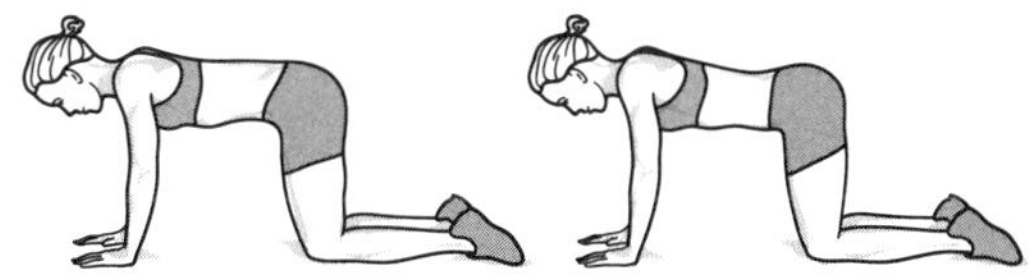

2 Bauchnabel Richtung Wirbelsäule ziehen

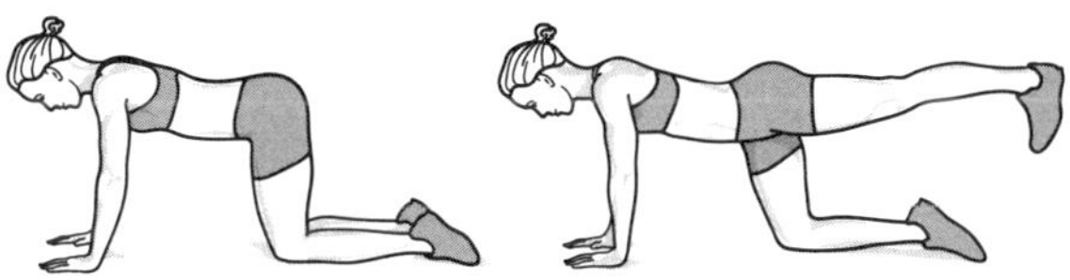

3 Beinstrecken im Vierfüßlerstand

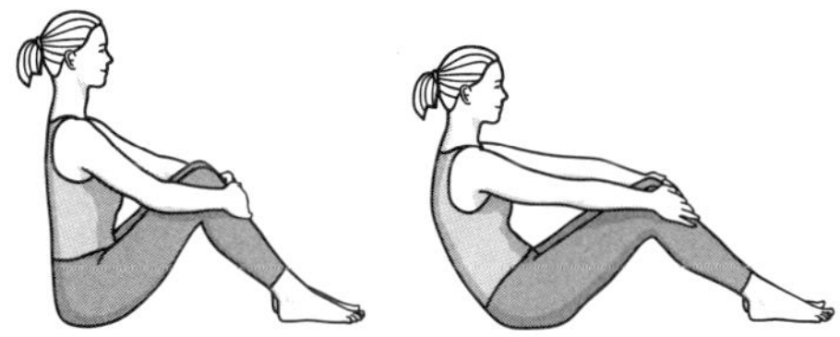

4 Rücken runden

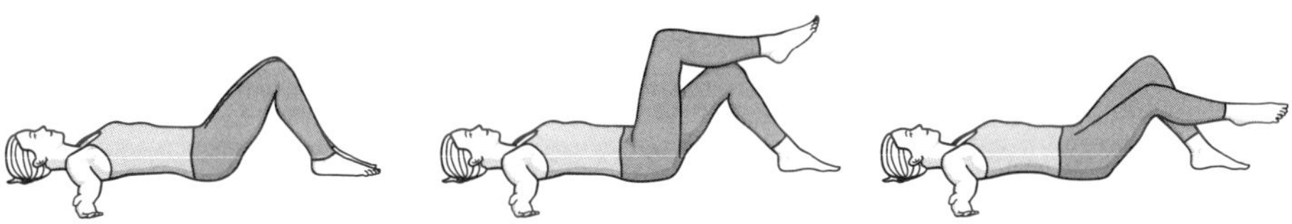

5 Beinkreisen in Rückenlage

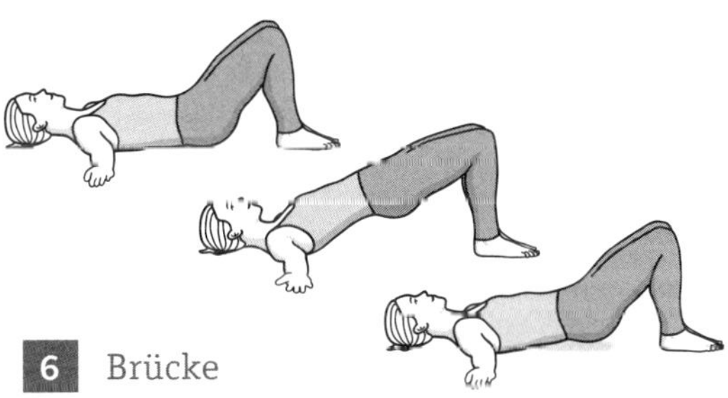

6 Brücke

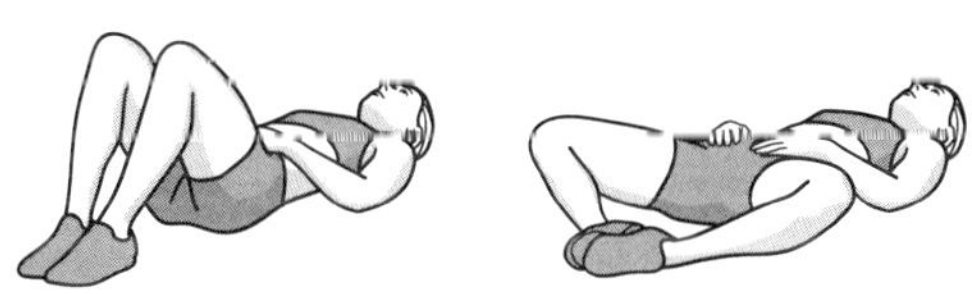

7 Frosch

33 Starker und entspannter Beckenboden 2

Trainingsdauer: 20 Minuten

1 **2** 3

	Übungen	Wiederholungen (Wdh.)/ Belastungszeit (Sek./Min.)	Sätze	Seite
1	Aufrechter Stand	1 Min.	1	141
2	Einbeinstand mit überkreuzten Armen	30 Sek. halten je Seite	1	142
3	Rücken runden	15 Wdh.	1	121
4	Stabilisation im Vierfüßlerstand	15 Wdh. je Seite	1	132
5	Beinkreisen in Rückenlage	15 Wdh. je Seite	1	129
6	Bein vor- und zurückschieben in Seitlage	15 Wdh. je Seite	1	124
7	Brücke	1 Min.	1	124
8	Frosch	2–3 Min.	1	137

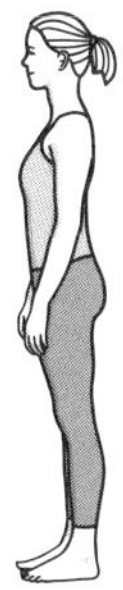

1 Aufrechter Stand

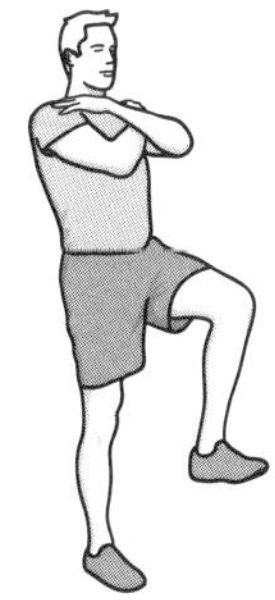

2 Einbeinstand mit überkreuzten Armen

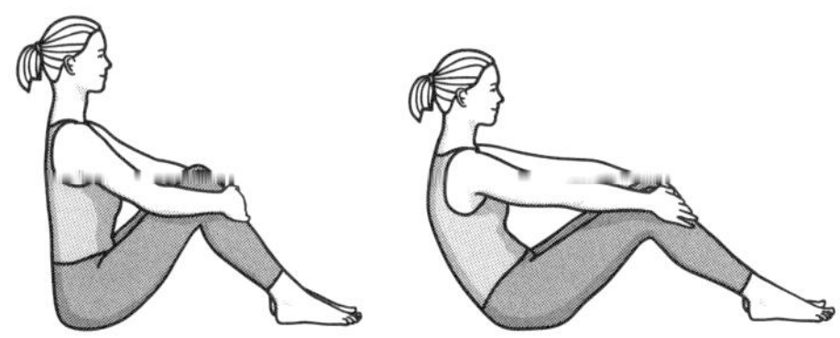

3 Rücken runden

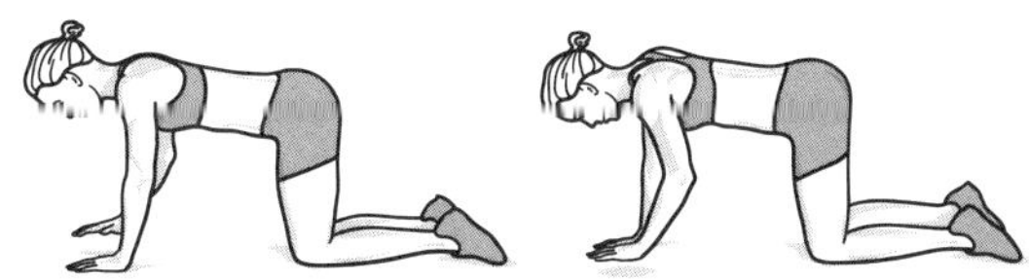

4 Stabilisation im Vierfüßlerstand

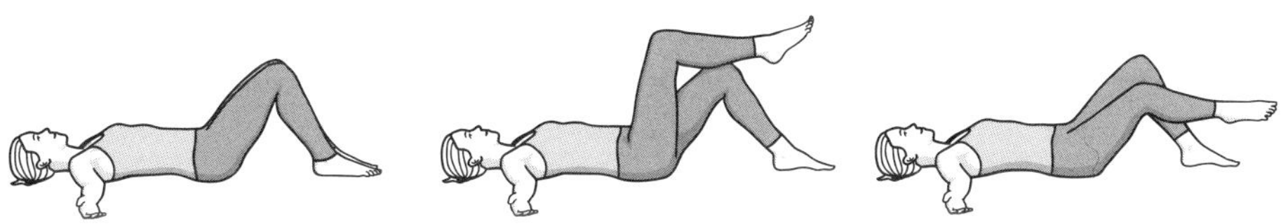

5 Beinkreisen in Rückenlage

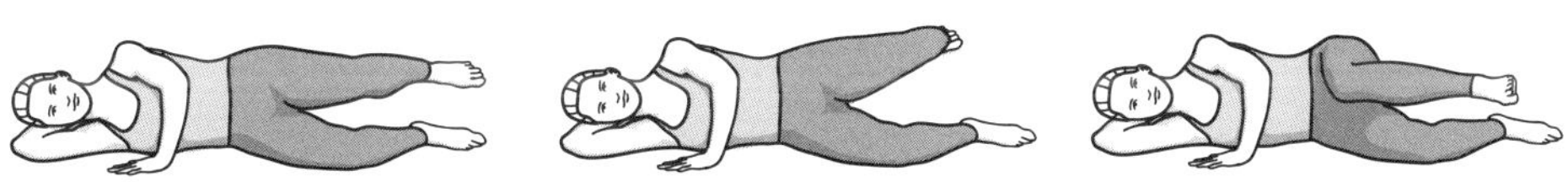

6 Bein vor- und zurückschieben in Seitlage

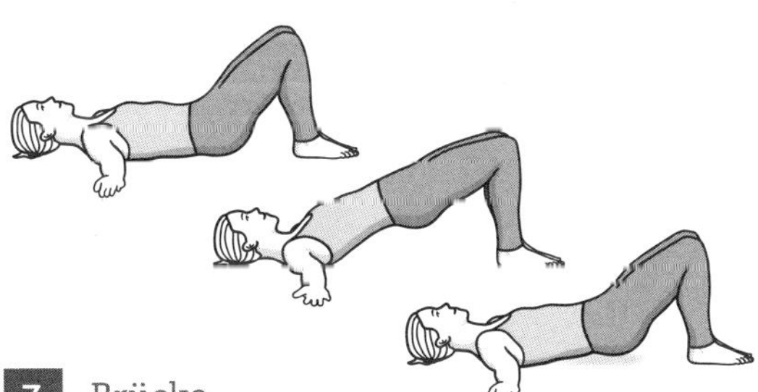

7 Brücke

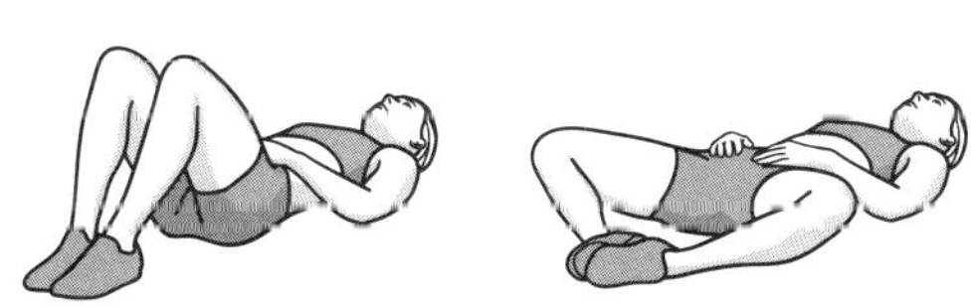

8 Frosch

34 Gehirnfitness

Trainingsdauer: 15 Minuten

1 **2** 3

	Übungen	Wiederholungen (Wdh.)/ Belastungszeit (Sek./Min.)	Sätze	Seite
1	Armkoordination	30 Sek. je Seite	1	142
2	Einbeinstand mit überkreuzten Armen	30 Sek. halten je Seite	1	142
3	Armkoordination mit Beinheben	30 Sek. je Seite	1	142
4	Gehen am Platz	3 Min.	1	12
5	Diagonale Körperstreckung	15 Wdh. je Seite	1	11
6	Standwaage	30 Sek. halten je Seite	1	143
7	Entspannung in Rückenlage	3–5 Min.	1	140

Übungen für die Gehirnfitness aktivieren und koordinieren beide Gehirnhälften, bringen mehr Lebensenergie und Freude und fördern das persönliche Wohlbefinden.

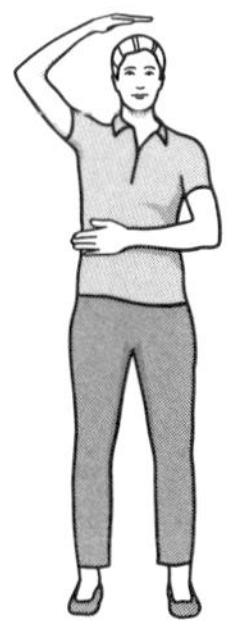

1 Armkoordination

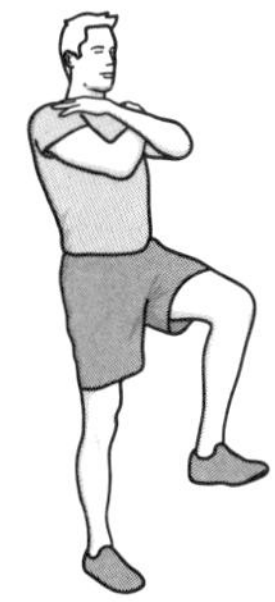

2 Einbeinstand mit überkreuzten Armen

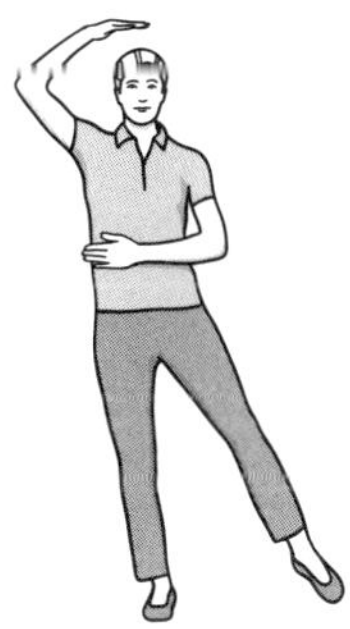

3 Armkoordination mit Beinheben

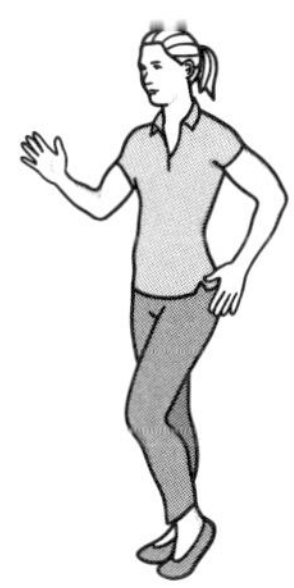

4 Gehen am Platz

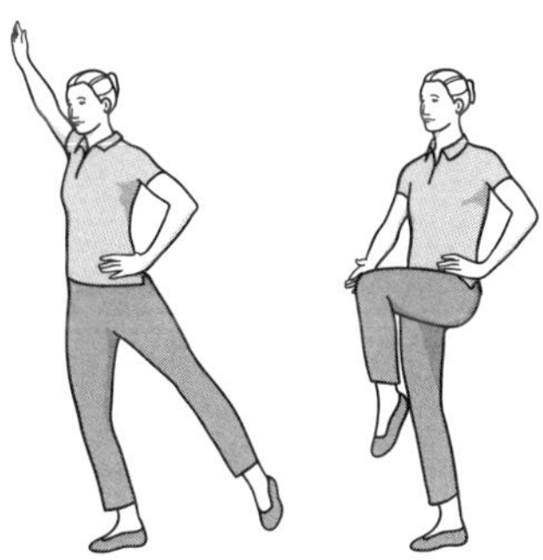

5 Diagonale Körperstreckung

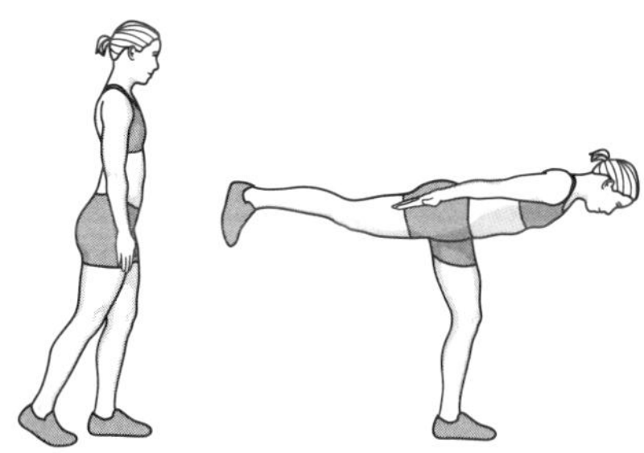

6 Standwaage

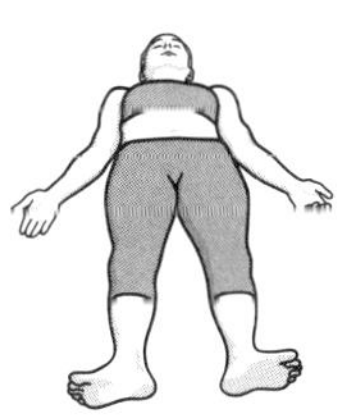

7 Entspannung in Rückenlage

35 Venengymnastik

Trainingsdauer: 20 Minuten

1 **2** 3

	Übungen	Wiederholungen (Wdh.)/ Belastungszeit (Sek./Min.)	Sätze	Seite
1	Fußwippe	1 Min.	1	10
2	Fuß beugen und strecken	30 Wdh. je Seite	1	120
3	Kniebeuge	15 Wdh.	2	126
4	Seitliches Beinheben	15 Wdh. je Seite	2	123
5	Kniebeugen im Wechsel	15 Wdh. je Seite	1	127
6	Gehen am Platz	3 Min.	1	12
7	Dehnung der Beinrückseite im Stehen	1 Min. halten je Seite	1	134
8	Dehnung des Hüftbeugers im Ausfallschritt	1 Min. halten je Seite	1	136

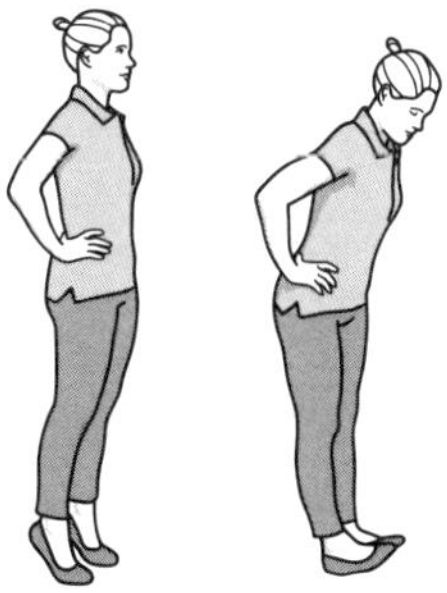

1 Fußwippe

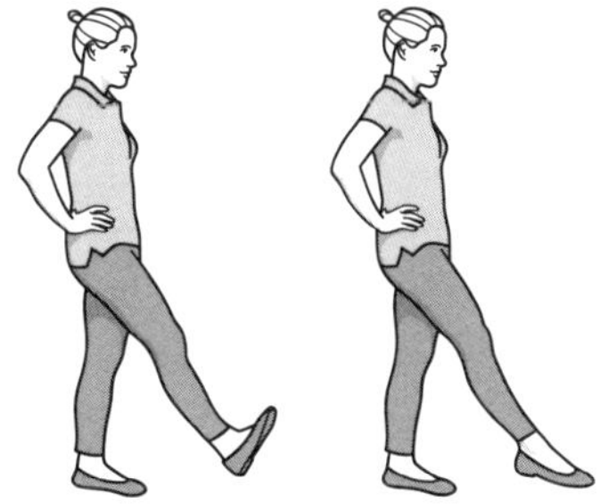

2 Fuß beugen und strecken

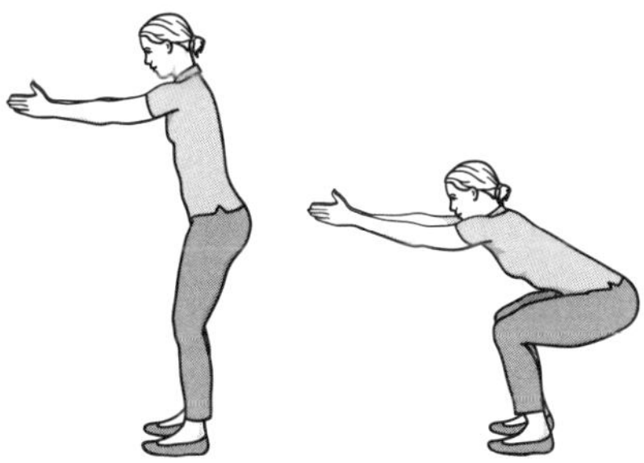

3 Kniebeuge

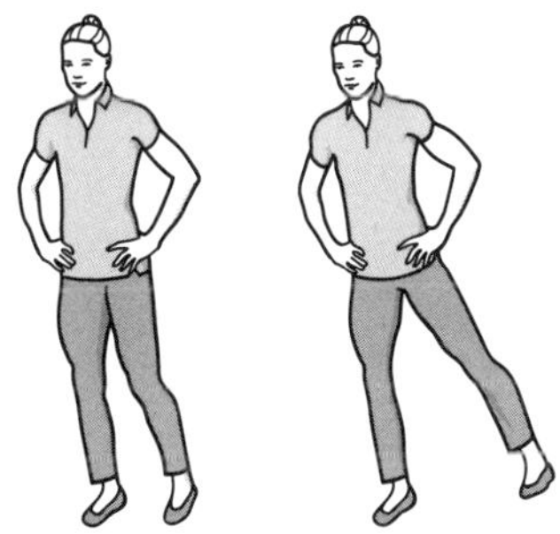

4 Seitliches Beinheben

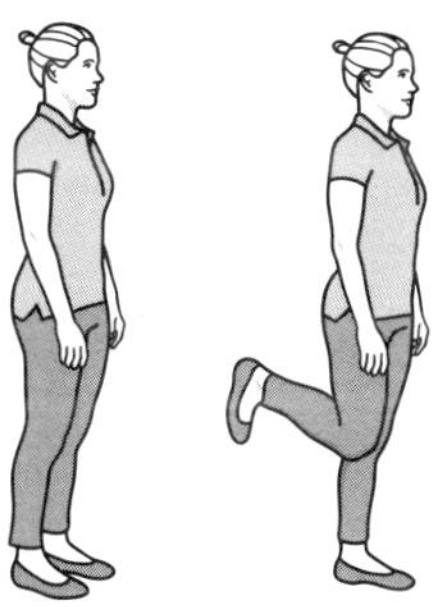

5 Kniebeugen im Wechsel

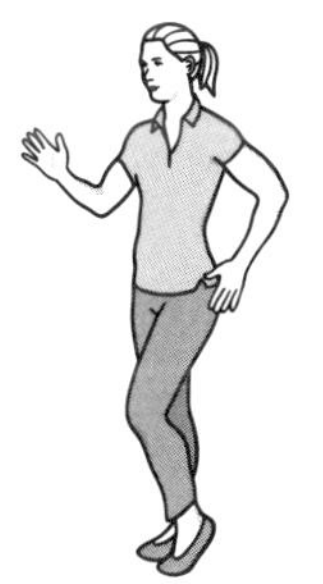

6 Gehen am Platz

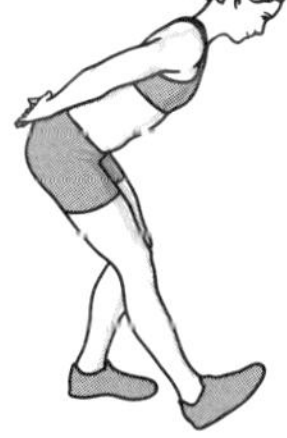

7 Dehnung der Beinrückseite im Stehen

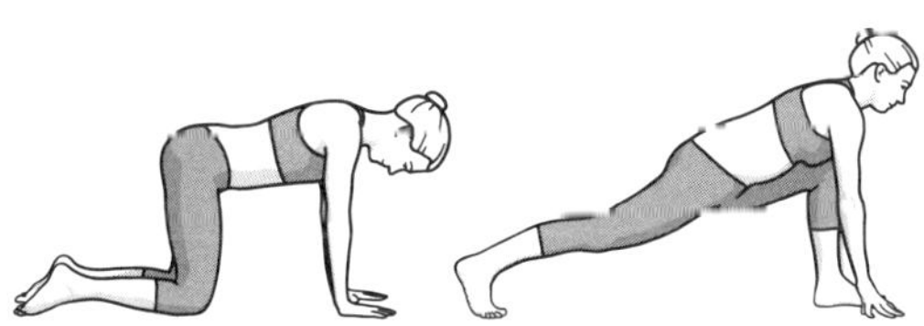

8 Dehnung des Hüftbeugers im Ausfallschritt

36 Gymnastik für gesunde Organe

Trainingsdauer: 20 Minuten

1 2 3

	Übungen	Wiederholungen (Wdh.)/ Belastungszeit (Sek./Min.)	Sätze	Seite
1	Seitdehnung im Sitzen	1 Min. halten je Seite	1	139
2	Oberkörperrotation im Sitzen	1 Min. halten je Seite	1	138
3	Krokodil	1 Min. halten je Seite	1	138
4	Brücke	20 Wdh.	1	124
5	Brust-Bauch-Atmung	2–3 Min.	1	140
6	Frosch	2–3 Min.	1	137
7	Entspannung in Rückenlage	2–3 Min.	1	140

Mit diesen Übungen wird die Atmung verbessert und effektiver. Sie beeinflussen zudem die Organe positiv durch Dehnungsübungen in der Rotation, durch Seitneigung sowie Rückbeugen.

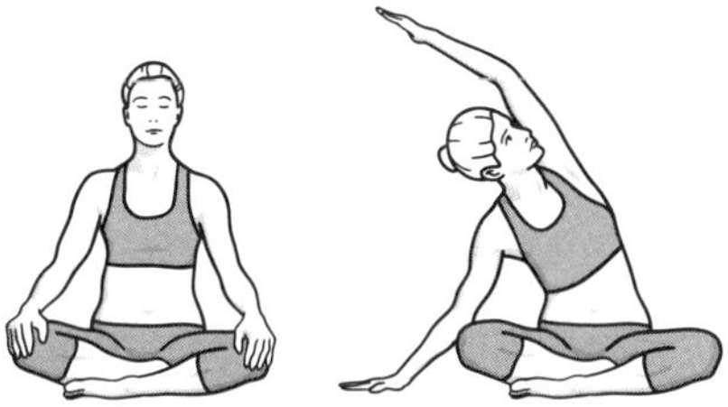

1 Seitdehnung im Sitzen

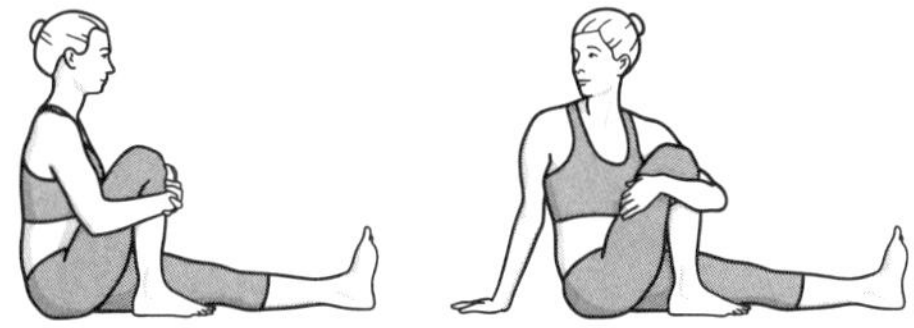

2 Oberkörperrotation im Sitzen

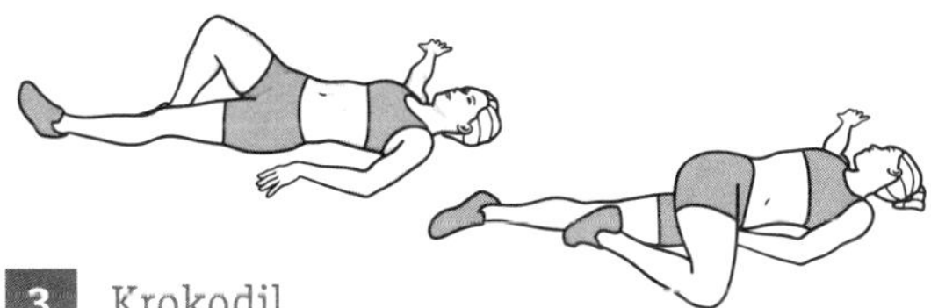

3 Krokodil

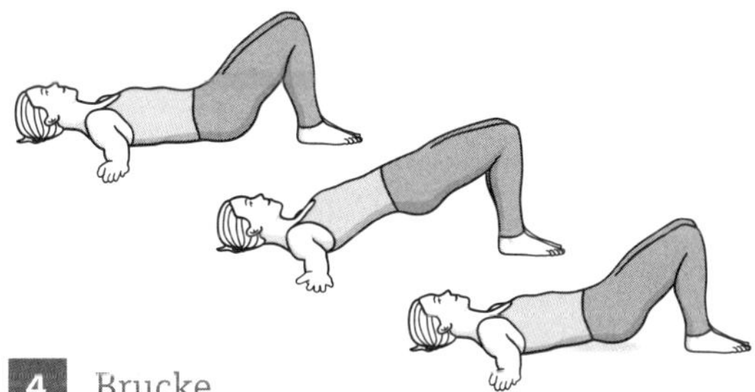

4 Brucke

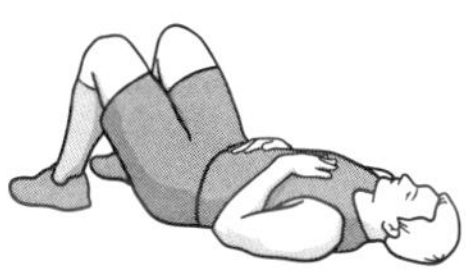

5 Brust-Bauch-Atmung

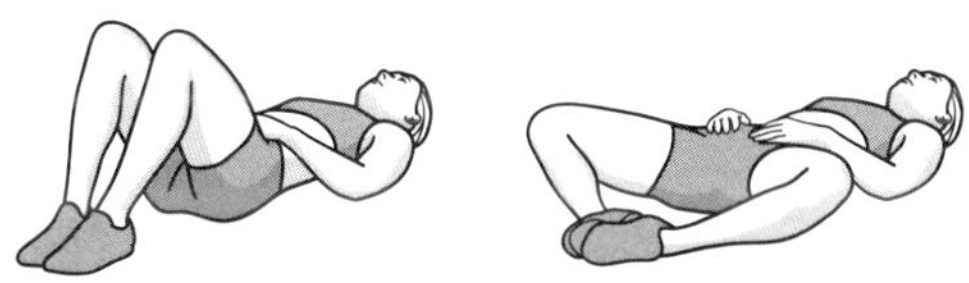

6 Frosch

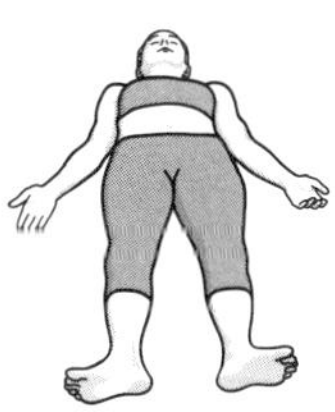

7 Entspannung in Rückenlage

37 Schnelle Hilfe gegen schwere Beine

Trainingsdauer: 5 Minuten

1 2 3

	Übungen	Wiederholungen (Wdh.)/ Belastungszeit (Sek./Min.)	Sätze	Seite
1	Fußwippe	15 Wdh.	1	10
2	Gehen am Platz	2 Min.	1	12
3	Kniebeugen im Wechsel	15 Wdh. je Seite	1	127
4	Fuß beugen und strecken	15 Wdh. je Seite	1	120

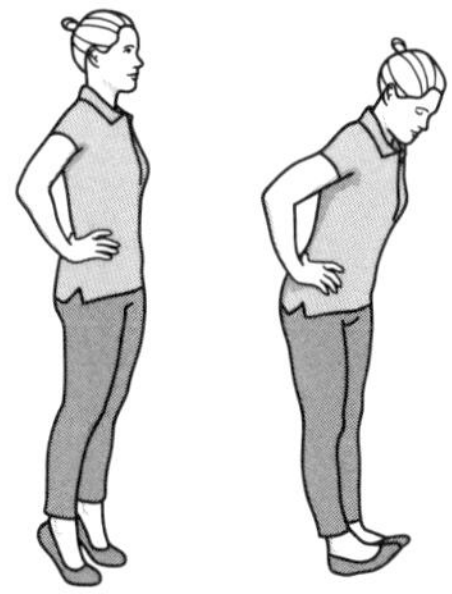

1 Fußwippe

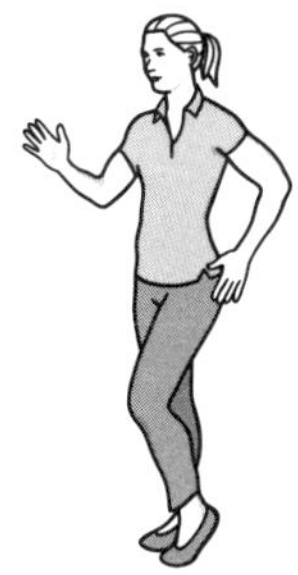

2 Gehen am Platz

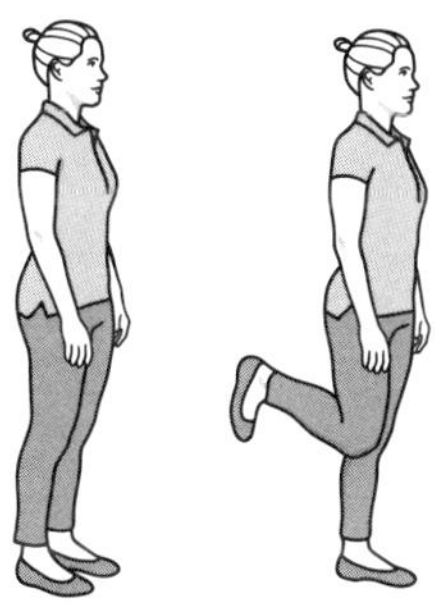

3 Kniebeugen im Wechsel

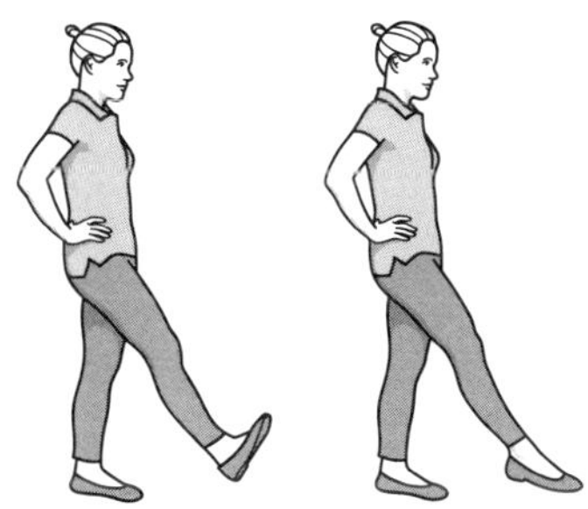

4 Fuß beugen und strecken

38 Schnelle Venengymnastik mit Stuhl

Trainingsdauer: 5 Minuten
Benötigte Hilfsmittel: Stuhl

1 2 3

	Übungen	Wiederholungen (Wdh.)/ Belastungszeit (Sek./Min.)	Sätze	Seite
1	Fersen und Fußspitzen heben	20 Wdh.	1	119
2	Gehen im Sitzen	1 Min.	1	122
3	Kniebeuge mit Stuhl	20 Wdh.	2	126
4	Beinstrecken im Sitzen	15 Wdh. je Seite	2	123

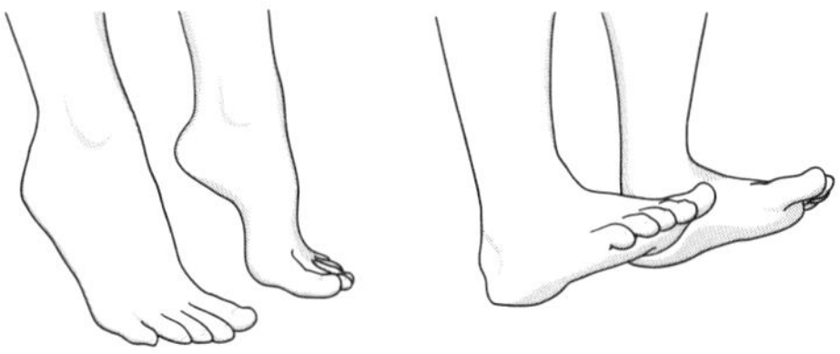

1 Fersen und Fußspitzen heben

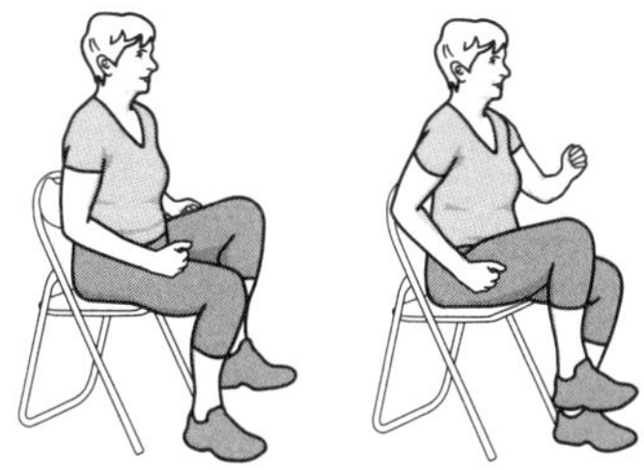

2 Gehen im Sitzen

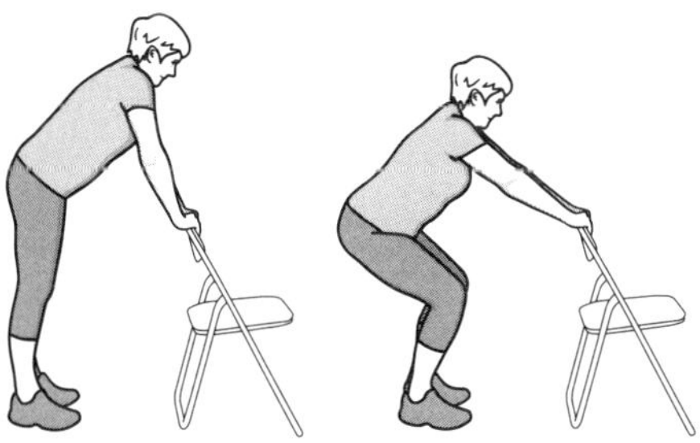

3 Kniebeuge mit Stuhl

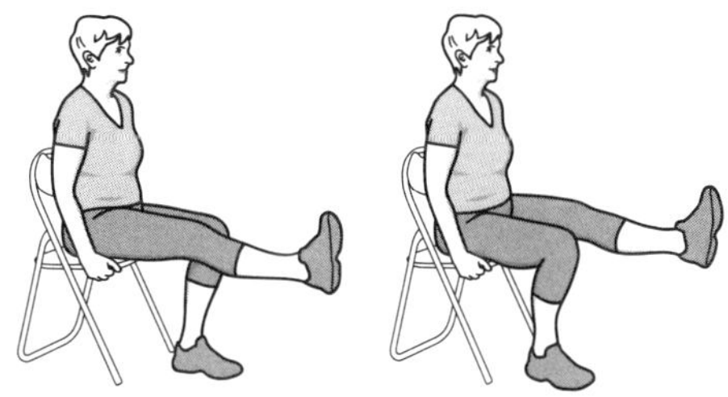

4 Beinstrecken im Sitzen

39 Workout für gesunde Füße

Trainingsdauer: 10 Minuten

1 2 3

	Übungen	Wiederholungen (Wdh.)/ Belastungszeit (Sek./Min.)	Sätze	Seite
1	Aufrechter Stand	1 Min.	1	141
2	Fersen und Fußspitzen heben	30 Wdh.	1	119
3	Zehengreifen	10 Wdh. je Seite	1	128
4	Fußsohle abrollen	1 Min. je Seite	1	140
5	Aufrechter Stand	1 Min.	1	141

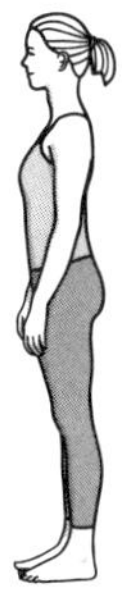

1 Aufrechter Stand

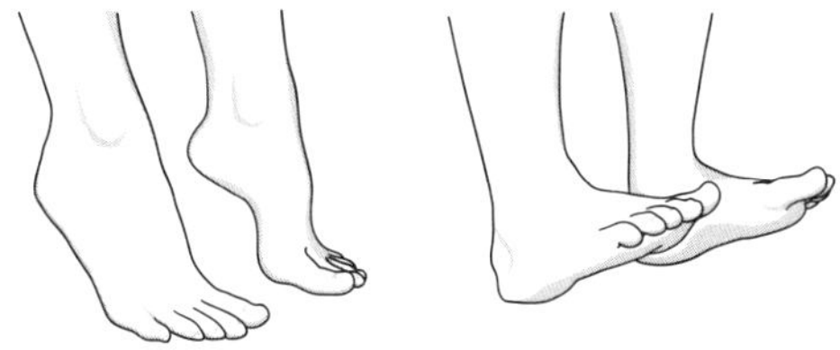

2 Fersen und Fußspitzen heben

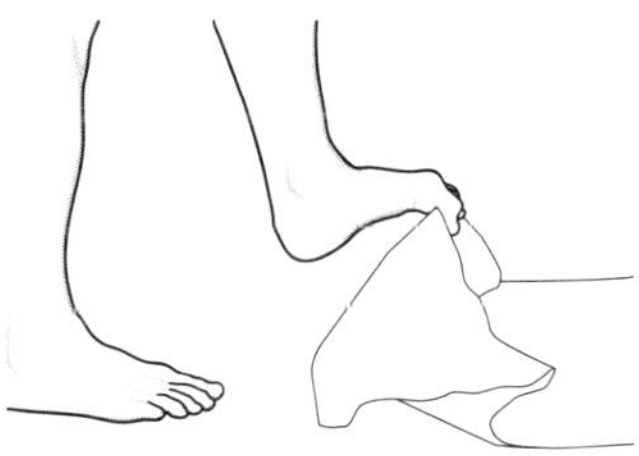

3 Zehengreifen

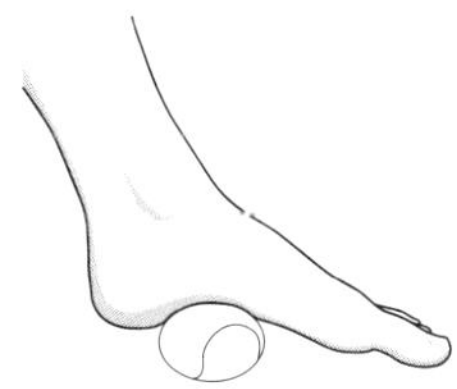

4 Fußsohle abrollen

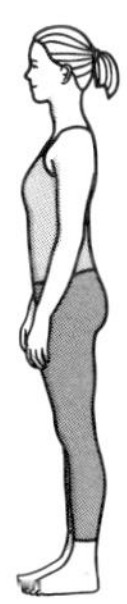

5 Aufrechter Stand

40 Kurzprogramm für fitte Füße

Trainingsdauer: 5 Minuten
Benötigte Hilfsmittel: kleiner Ball, Stuhl

1 2 3

	Übungen	Wiederholungen (Wdh.)/ Belastungszeit (Sek./Min.)	Sätze	Seite
1	Fersen und Fußspitzen heben	30 Wdh.	2	119
2	Zehenkrallen	20 Wdh. je Seite	2	128
3	Fußsohle abrollen	1 Min. je Seite	1	140

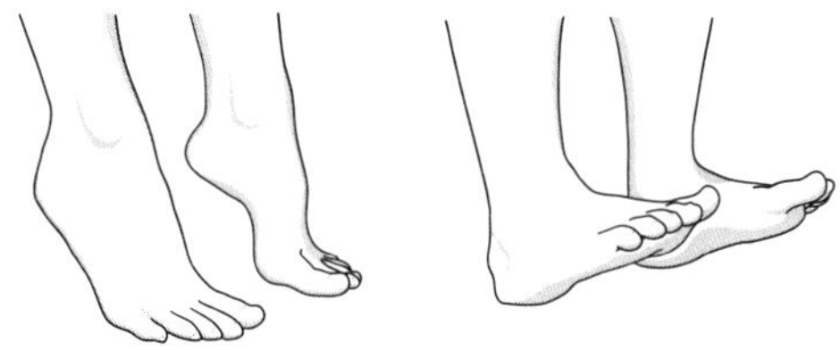

1 Fersen und Fußspitzen heben

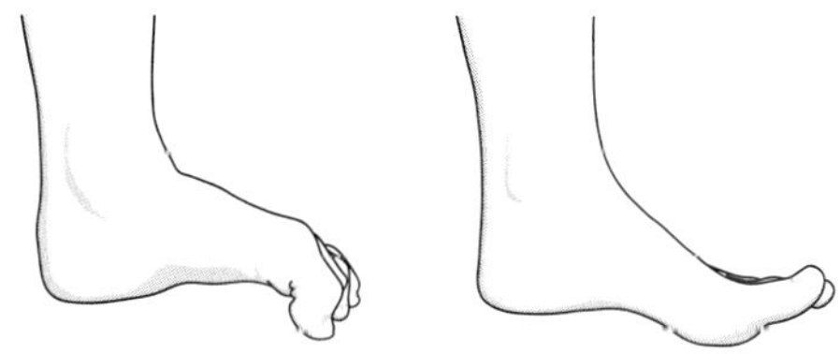

2 Zehenkrallen

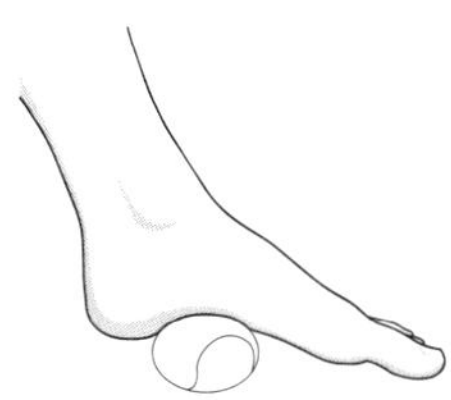

3 Fußsohle abrollen

41 Morgengymnastik – aktiv in den Tag 1

Trainingsdauer: 10 Minuten

1 2 3

	Übungen	Wiederholungen (Wdh.)/ Belastungszeit (Sek./Min.)	Sätze	Seite
1	Räkeln und Strecken im Stehen	1 Min.	1	120
2	Ellbogenkreisen im Stehen	15 Wdh.	1	11
3	Side to Side	15 Wdh. je Seite	1	12
4	Hüftkreisen	15 Wdh. je Richtung	1	10
5	Fußwippe	15 Wdh.	1	10
6	Diagonale Körperstreckung	15 Wdh. je Seite	1	11
7	Gehen am Platz	1 Min.	1	12
8	Dehnung der Brustmuskulatur	1 Min.	1	134

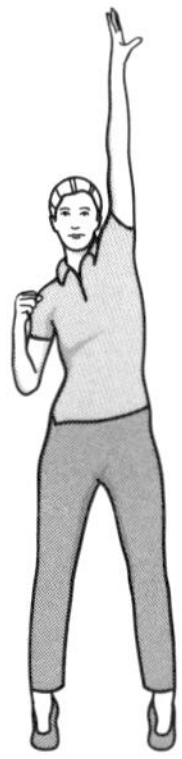

1 Räkeln und Strecken im Stehen

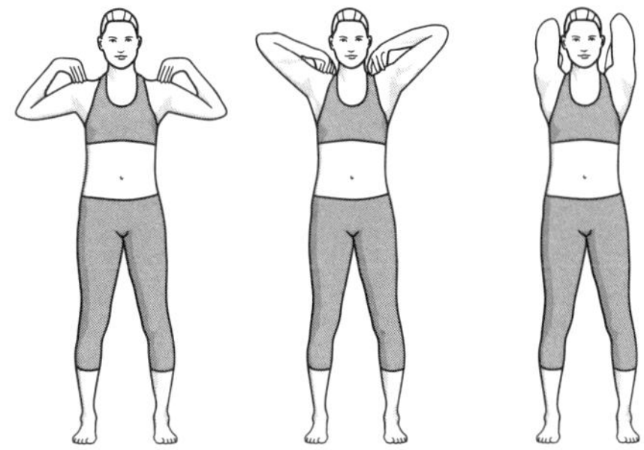

2 Ellbogenkreisen im Stehen

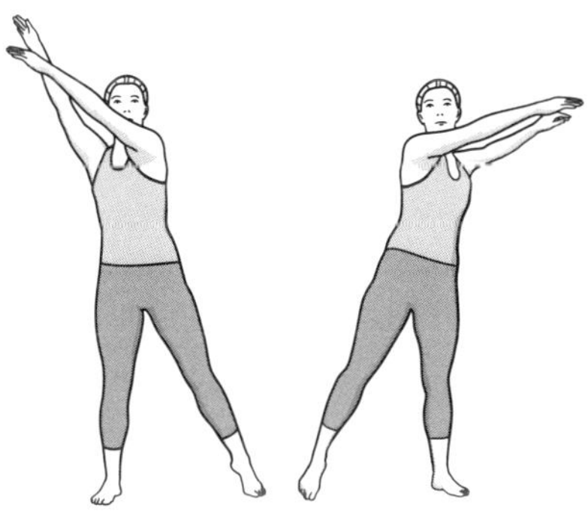

3 Side to Side

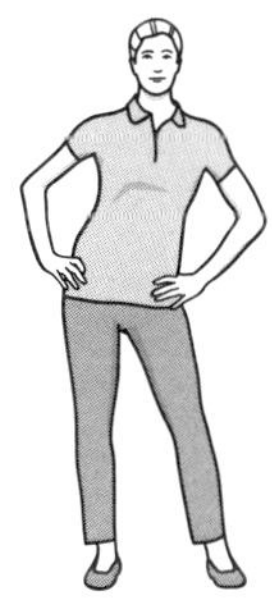

4 Hüftkreisen

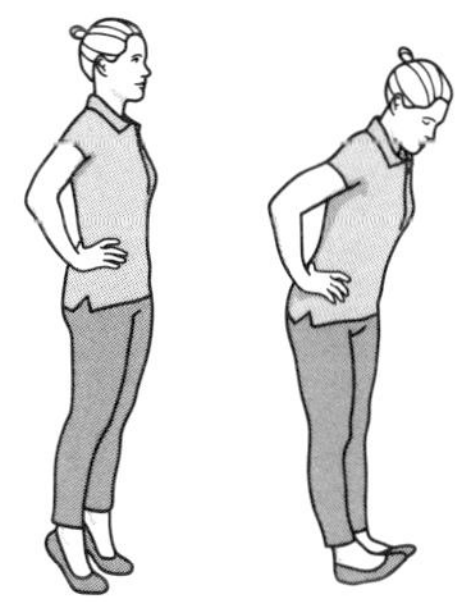

5 Fußwippe

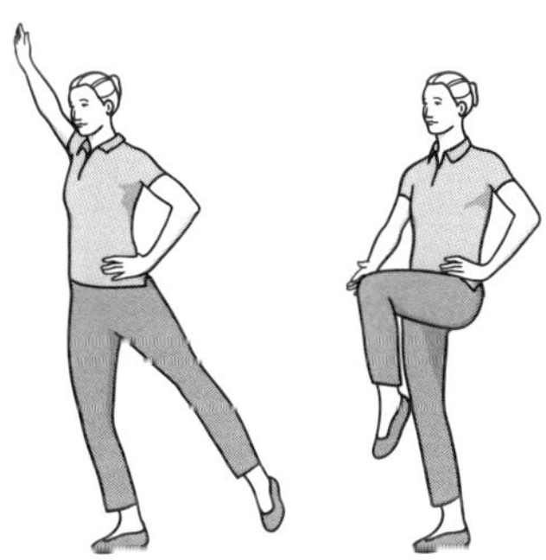

6 Diagonale Körperstreckung

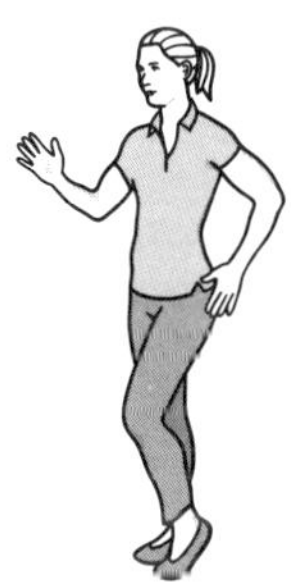

7 Gehen am Platz

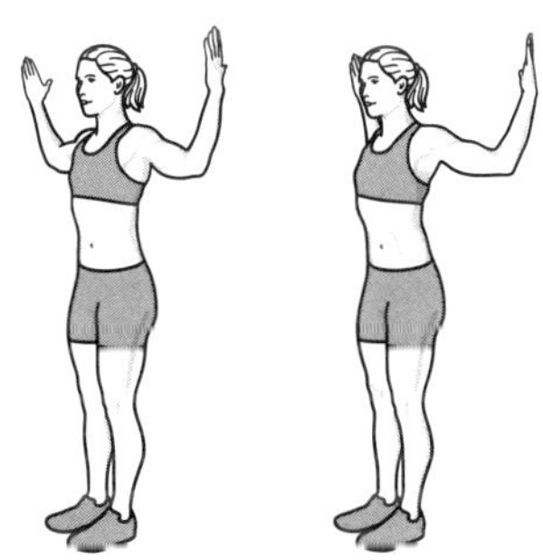

8 Dehnung der Brustmuskulatur

42 Morgengymnastik – aktiv in den Tag 2

Trainingsdauer: 10 Minuten

1 2 3

	Übungen	Wiederholungen (Wdh.)/ Belastungszeit (Sek./Min.)	Sätze	Seite
1	Seitdehnung im Stehen	15 Wdh. je Seite	1	139
2	Rück- und Vorbeuge	15 Wdh.	1	139
3	Armpendeln	1 Min.	1	118
4	Hüftkreisen	15 Wdh. je Richtung	1	10
5	Gehen am Platz	2 Min.	1	12
6	Räkeln und Strecken im Stehen	1 Min.	1	120
7	Dehnung der Brustmuskulatur	1 Min.	1	134

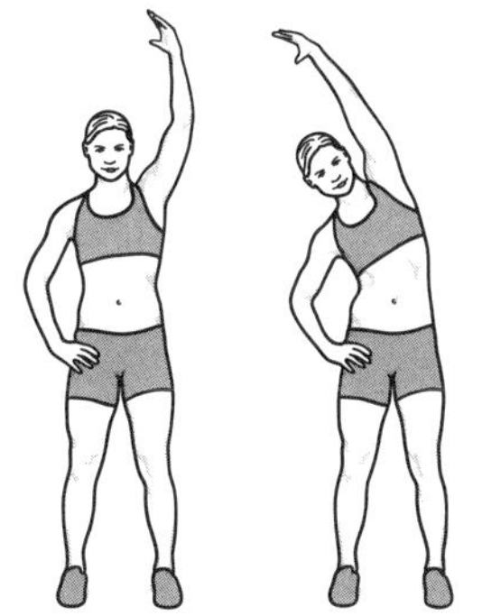

1 Seitdehnung im Stehen

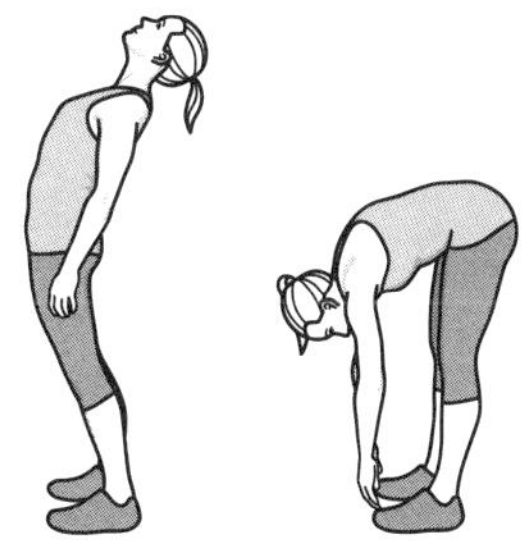

2 Rück- und Vorbeuge

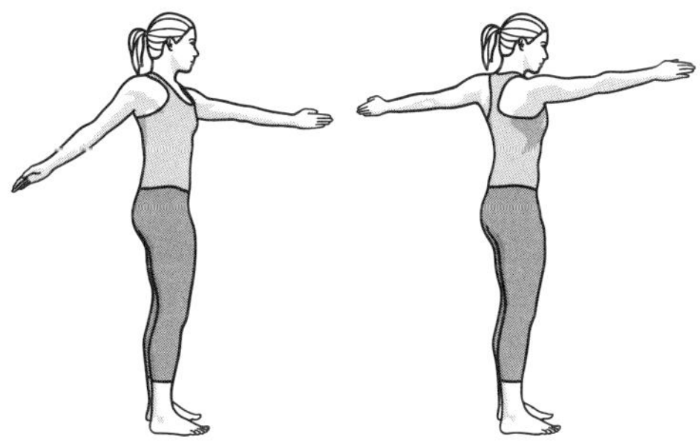

3 Armpendeln

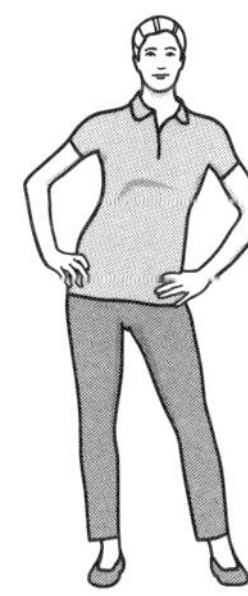

4 Hüftkreisen

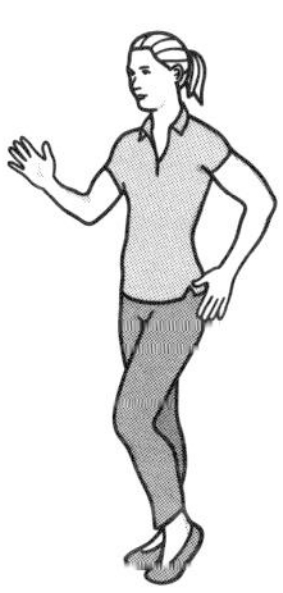

5 Gehen am Platz

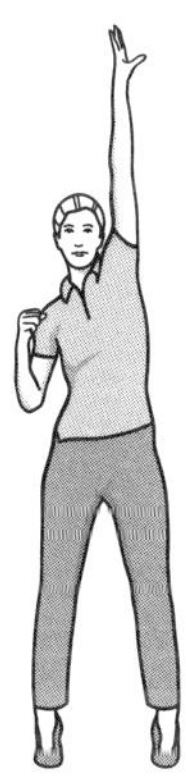

6 Räkeln und Strecken im Stehen

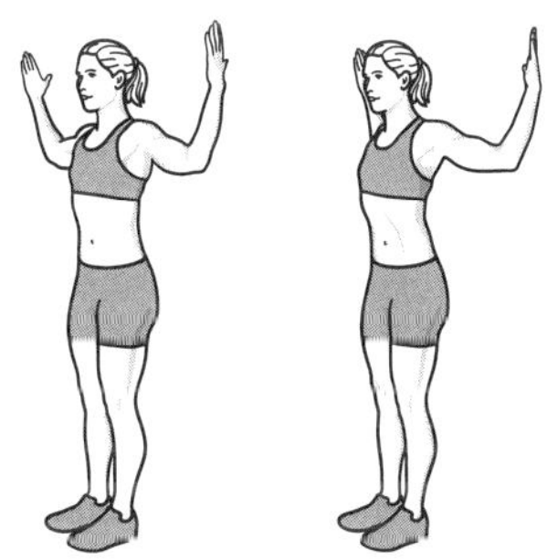

7 Dehnung der Brustmuskulatur

43 Abendgymnastik für guten Schlaf

Trainingsdauer: 20 Minuten

1 2 3

	Übungen	Wiederholungen (Wdh.)/ Belastungszeit (Sek./Min.)	Sätze	Seite
1	Seitdehnung im Sitzen	1 Min. halten je Seite	1	139
2	Oberkörperrotation im Sitzen	1 Min. je Seite	1	138
3	Rücken runden	15 Wdh.	1	121
4	Heben des Brustbeins im Schneidersitz	15 Wdh.	1	119
5	Wechselseitiges Hochschieben der Schultern in Rückenlage	15 Wdh. je Seite	1	122
6	Beckendrehen im Liegen	1 Min. halten je Seite	1	137
7	Päckchenstellung	1 Min.	1	141
8	Entspannung in Rückenlage	2–3 Min.	1	140

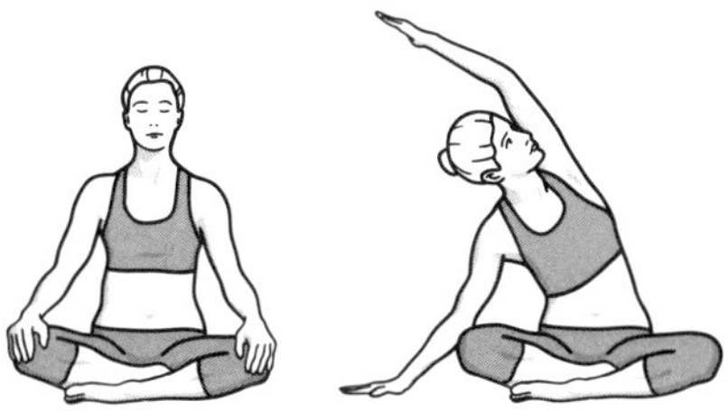

1 Seitdehnung im Sitzen

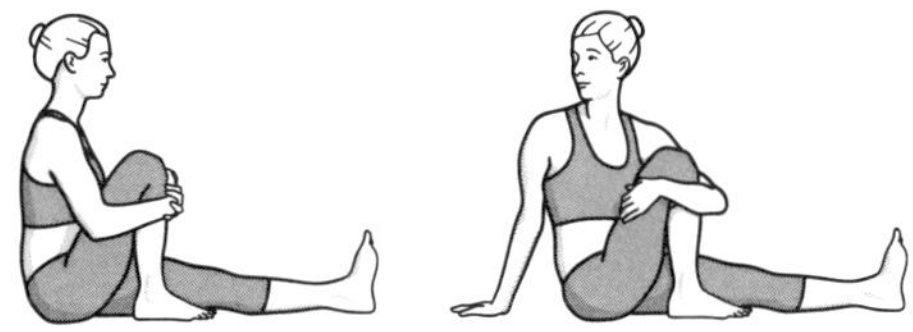

2 Oberkörperrotation im Sitzen

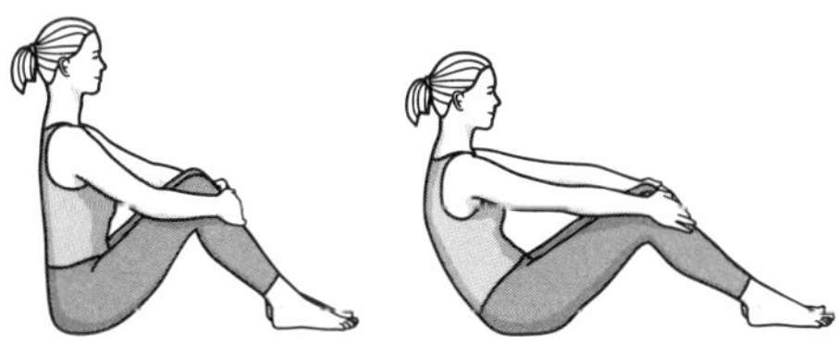

3 Rücken runden

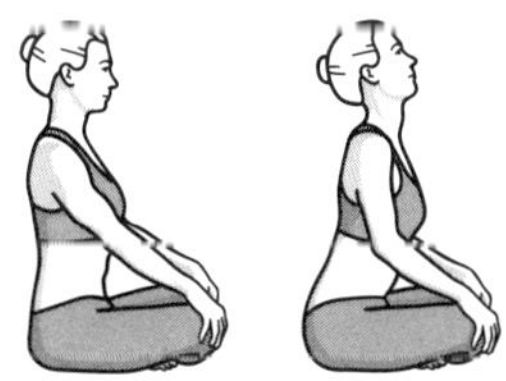

4 Heben des Brustbeins im Schneidersitz

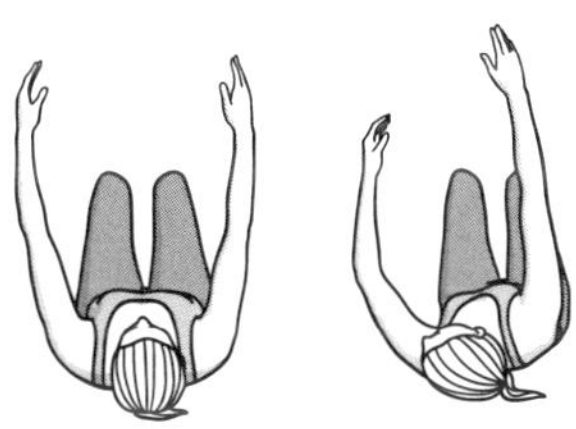

5 Wechselseitiges Hochschieben der Schultern in Rückenlage

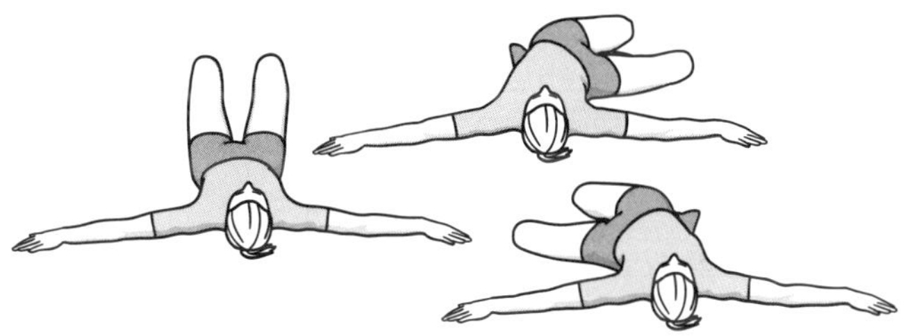

6 Beckendrehen im Liegen

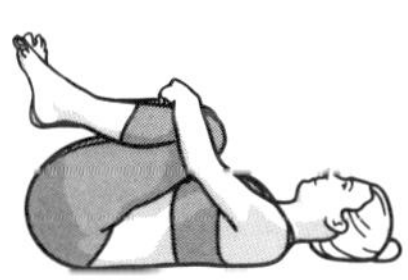

7 Päckchenstellung

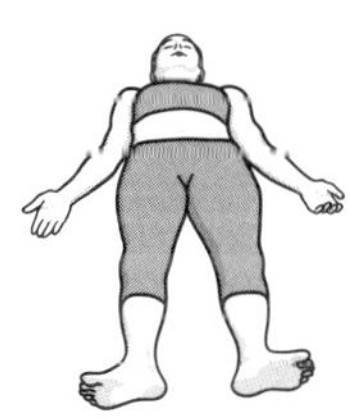

8 Entspannung in Rückenlage

44 Schnelle Abendgymnastik für guten Schlaf

1 2 3

Trainingsdauer: 15 Minuten

	Übungen	Wiederholungen (Wdh.)/ Belastungszeit (Sek./Min.)	Sätze	Seite
1	Seitdehnung im Sitzen	1 Min. halten je Seite	1	139
2	Oberkörperrotation im Sitzen	1 Min. halten je Seite	1	138
3	Rücken runden	15 Wdh.	1	121
4	Dehnung des Gesäßes mit angezogenen Beinen	1 Min. halten je Seite	1	135
5	Beckendrehen im Liegen	1 Min. halten je Seite	1	137
6	Frosch	1 Min.	1	137
7	Entspannung in Rückenlage	2–3 Min.	1	140

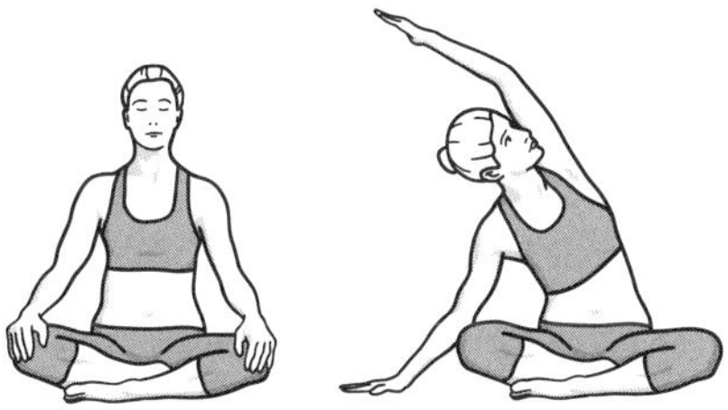

1 Seitdehnung im Sitzen

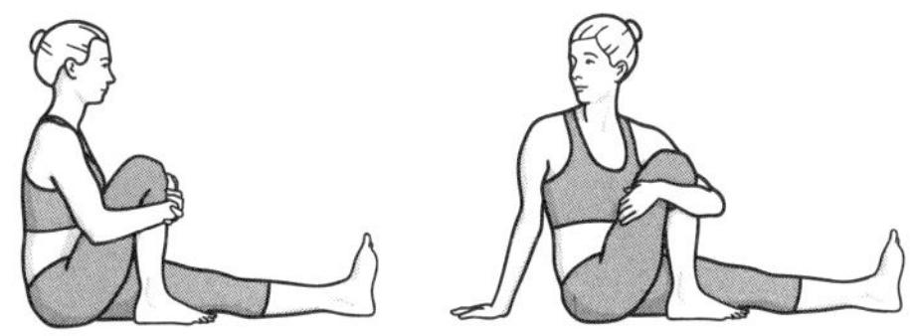

2 Oberkörperrotation im Sitzen

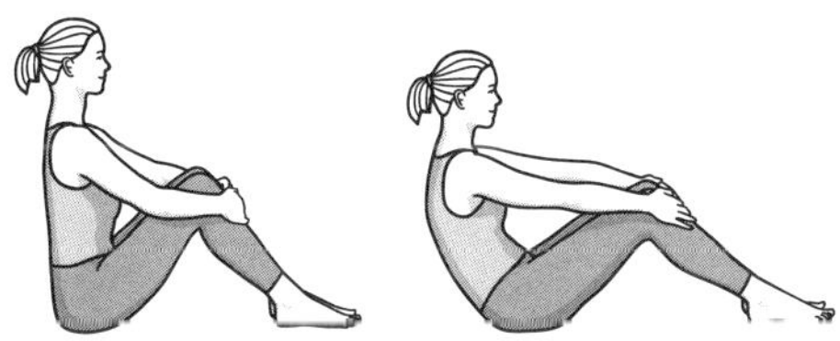

3 Rücken runden

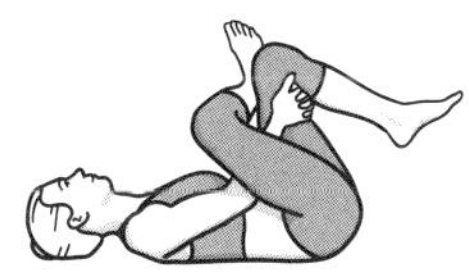

4 Dehnung des Gesäßes mit angezogenen Beinen

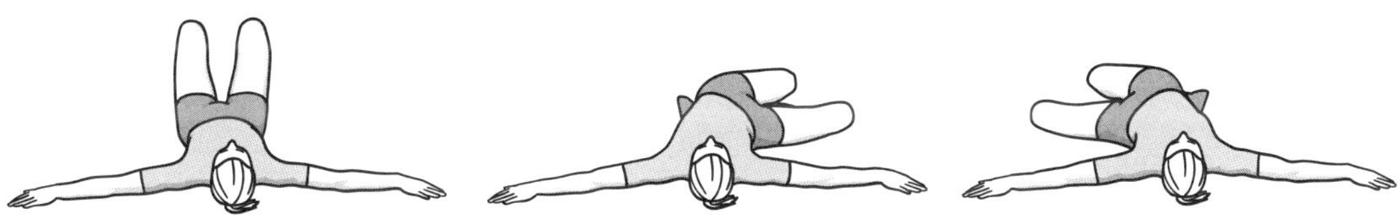

5 Beckendrehen im Liegen

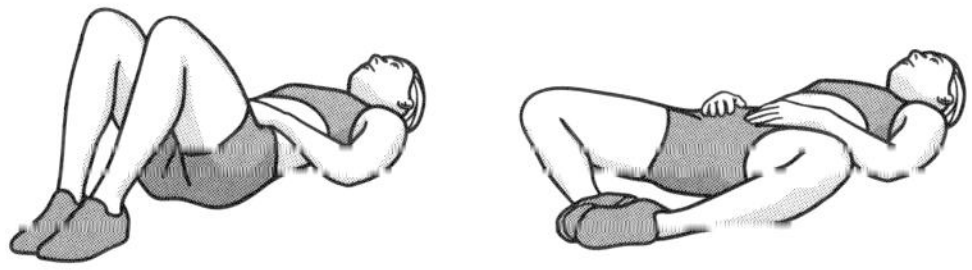

6 Frosch

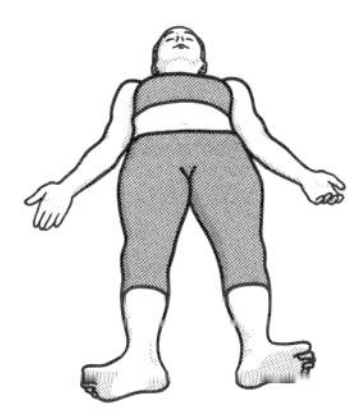

7 Entspannung in Rückenlage

45 Abendgymnastik für einen entspannten und stabilen Rücken

Trainingsdauer: 15 Minuten

	Übungen	Wiederholungen (Wdh.)/ Belastungszeit (Sek./Min.)	Sätze	Seite
1	Katze-Pferd-Mobilisation	1 Min.	1	120
2	Kobra	15 Wdh.	1	131
3	Muschel	15 Wdh. je Seite	1	127
4	Brücke	15 Wdh.	1	124
5	Tap down	15 Wdh. je Seite	1	132
6	Frosch	1 Min.	1	137
7	Entspannung in Rückenlage	3–5 Min.	1	140
8	Nackendehnung im Stehen	je 1 Min.	1	137

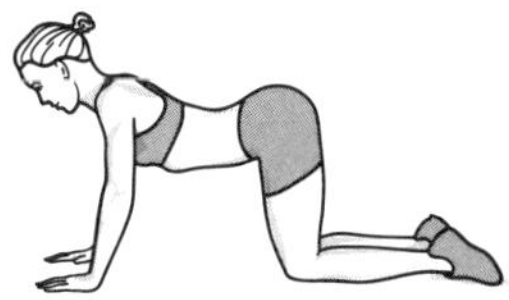

1 Katze-Pferd-Mobilisation

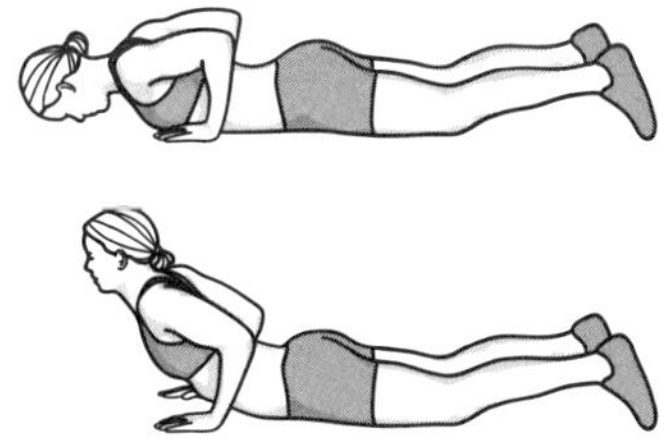

2 Kobra

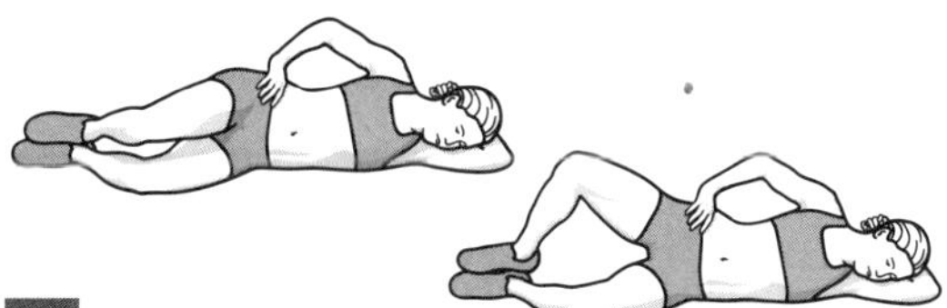

3 Muschel

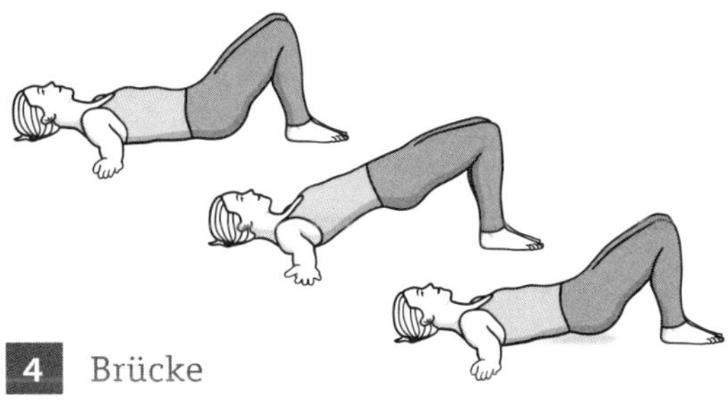

4 Brücke

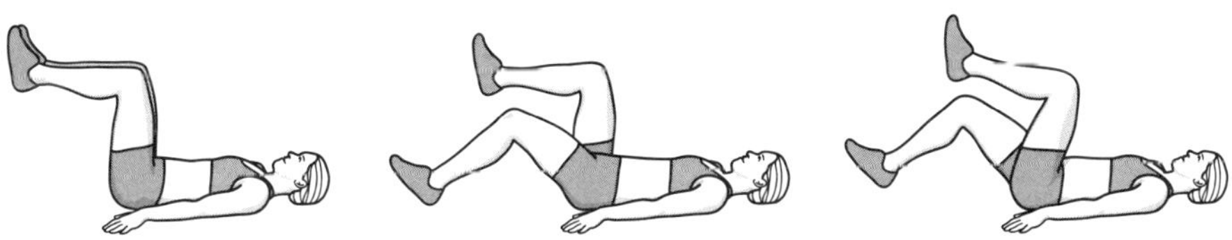

5 Tap down

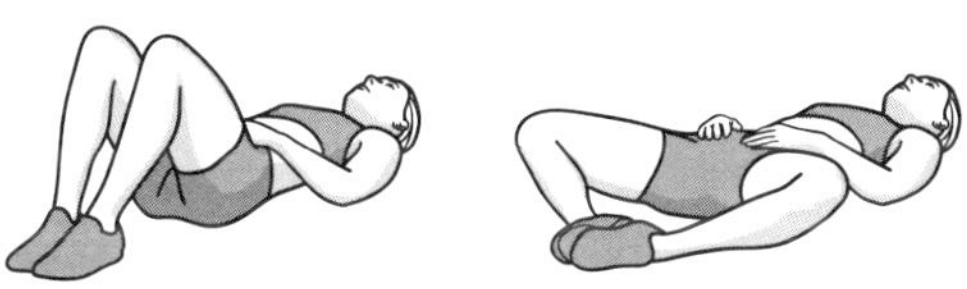

6 Frosch

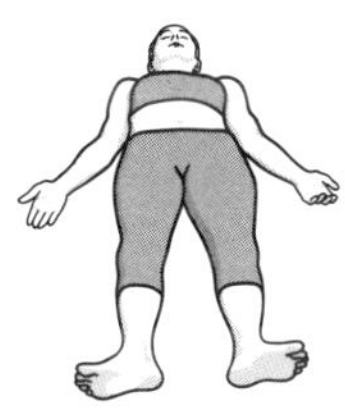

7 Entspannung in Rückenlage

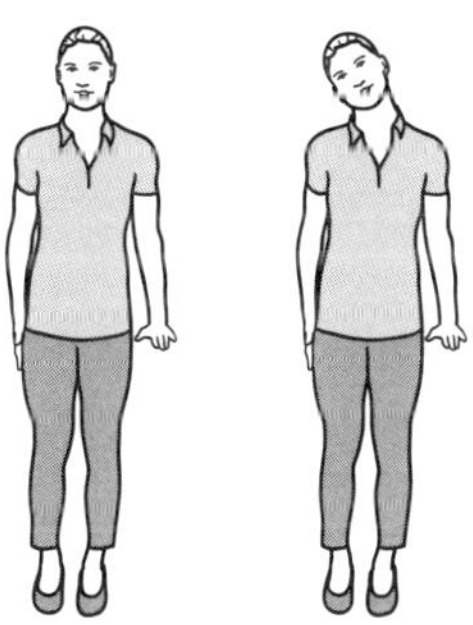

8 Nackendehnung im Stehen

46 Workout für eine tiefe, freie Atmung

Trainingsdauer: 10 Minuten

1 2 3

	Übungen	Wiederholungen (Wdh.)/ Belastungszeit (Sek./Min.)	Sätze	Seite
1	Räkeln und Strecken im Stehen	1 Min.	1	120
2	Rück- und Vorbeuge	15 Wdh. je Seite	1	139
3	Katze-Pferd-Mobilisation	15 Wdh.	1	120
4	Arm- und Beinstrecken im Vierfüßlerstand	15 Wdh. je Seite	1	133
5	Seitdehnung im Sitzen	1 Min. halten je Seite	1	139
6	Oberkörperrotation im Sitzen	1 Min. halten je Seite	1	138
7	Entspannung in Rückenlage	2–3 Min.	1	140

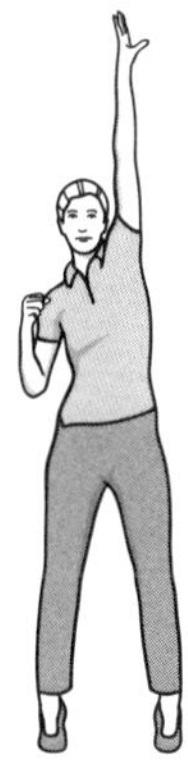

1 Räkeln und Strecken im Stehen

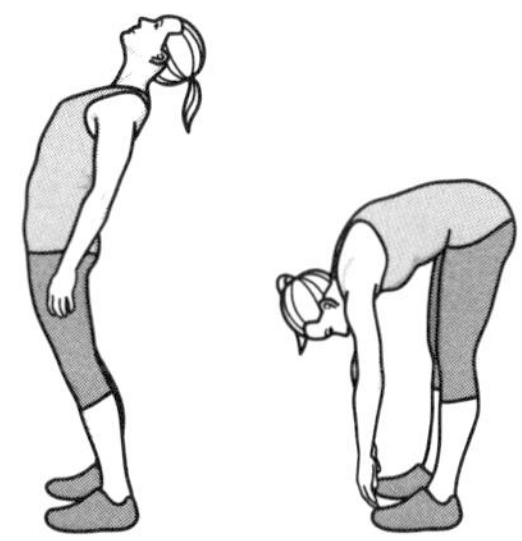

2 Rück- und Vorbeuge

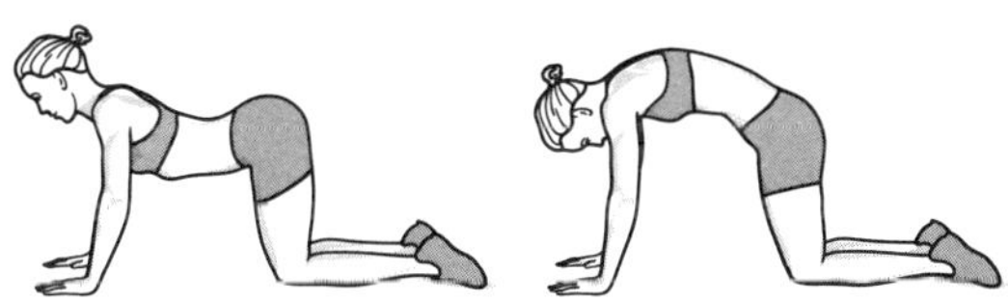

3 Katze-Pferd-Mobilisation

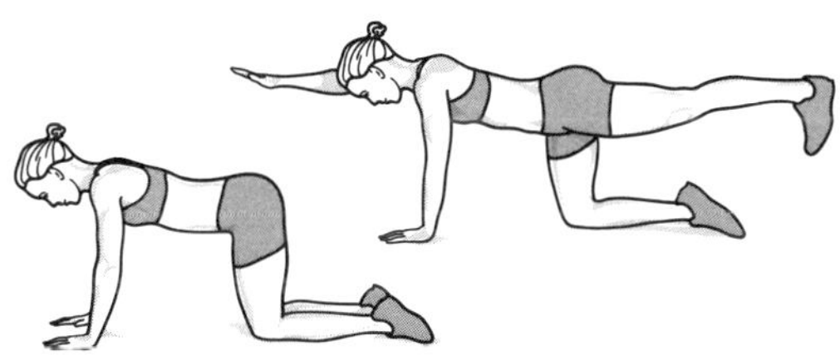

4 Arm- und Beinstrecken im Vierfüßlerstand

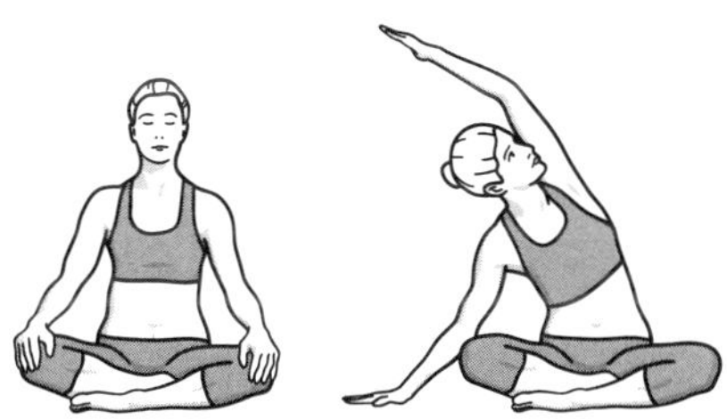

5 Seitdehnung im Sitzen

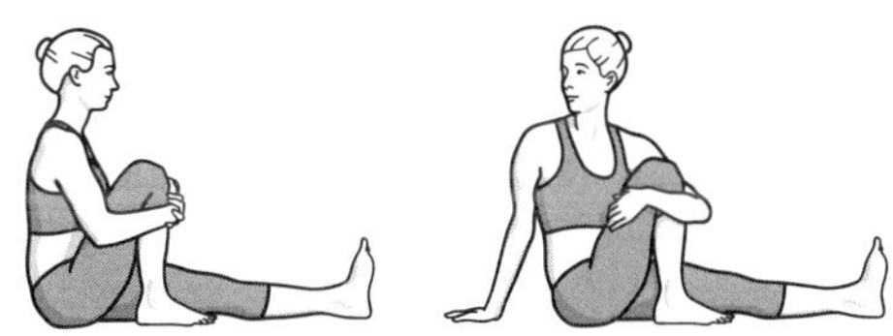

6 Oberkörperrotation im Sitzen

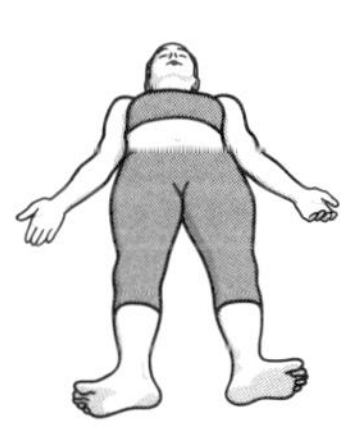

7 Entspannung in Rückenlage

47 Gymnastik für aktive Atmung und Entspannung

1 2 3

Trainingsdauer: 15 Minuten

	Übungen	Wiederholungen (Wdh.)/ Belastungszeit (Sek./Min.)	Sätze	Seite
1	Aufrechter Stand	2 Min.	1	141
2	Gehen am Platz	2–3 Min.	1	12
3	Katze-Pferd-Mobilisation	15 Wdh.	1	120
4	Flankenatmung	1 Min.	1	140
5	Brust-Bauch-Atmung	1 Min.	1	140
6	Entspannung in Rückenlage	5 Min.	1	140

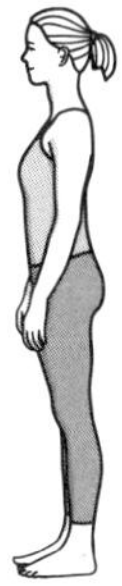

1 Aufrechter Stand

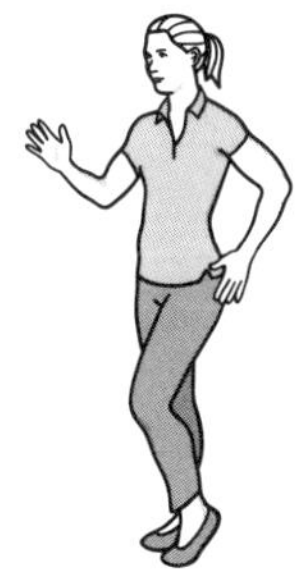

2 Gehen am Platz

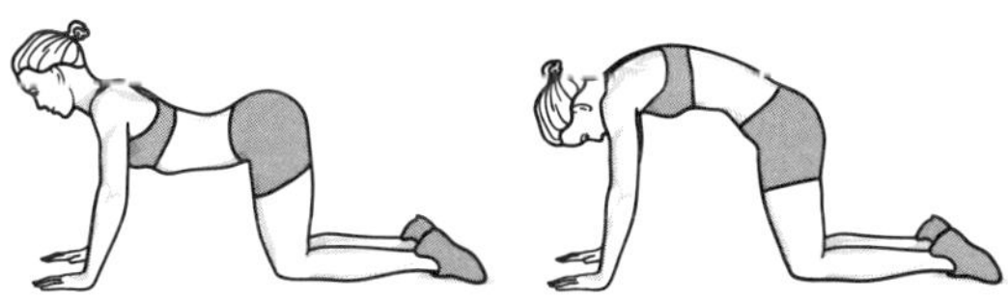

3 Katze-Pferd-Mobilisation

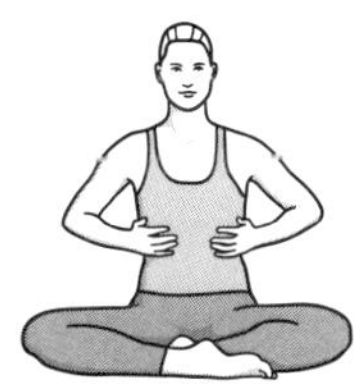

4 Flankenatmung

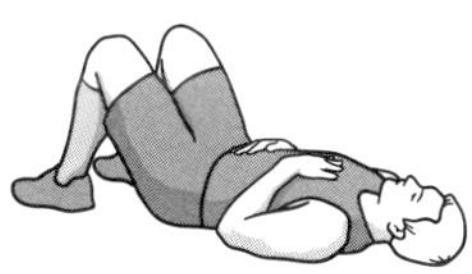

5 Brust-Bauch-Atmung

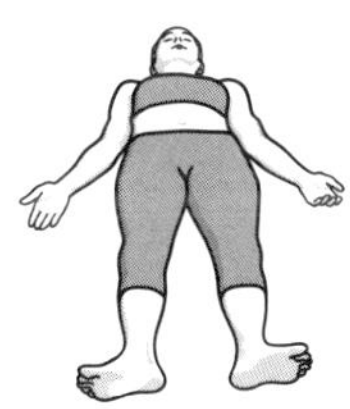

6 Entspannung in Rückenlage

48 Entspannung am Abend

Trainingsdauer: 20 Minuten

1 2 3

	Übungen	Wiederholungen (Wdh.)/ Belastungszeit (Sek./Min.)	Sätze	Seite
1	Räkeln und Strecken im Stehen	1 Min.	1	120
2	Oberkörperrotation im Sitzen	1 Min. halten je Seite	1	138
3	Beckendrehen im Liegen	1 Min. halten je Seite	1	137
4	Frosch	2–3 Min.	1	137
5	Brust-Bauch-Atmung	2 Min.	1	140
6	Entspannung in Rückenlage	5 Min.	1	140
7	Schneidersitz	2–3 Min.	1	141

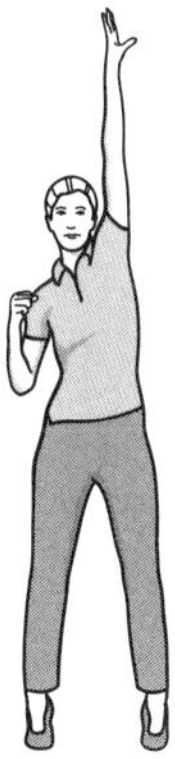

1 Räkeln und Strecken im Stehen

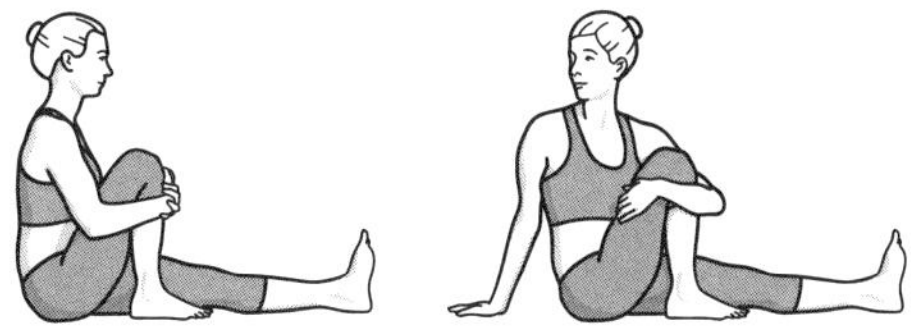

2 Oberkörperrotation im Sitzen

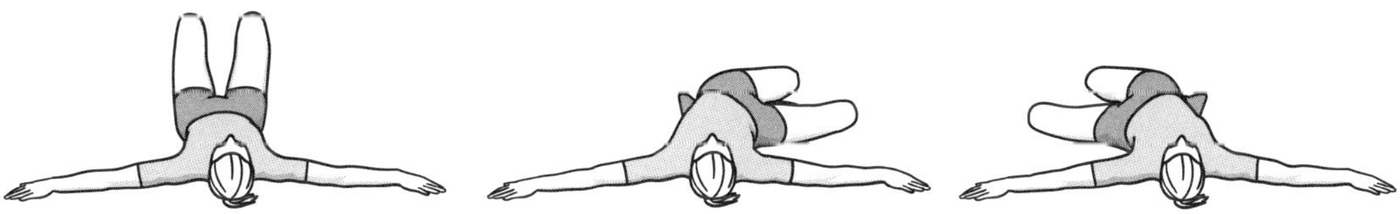

3 Beckendrehen im Liegen

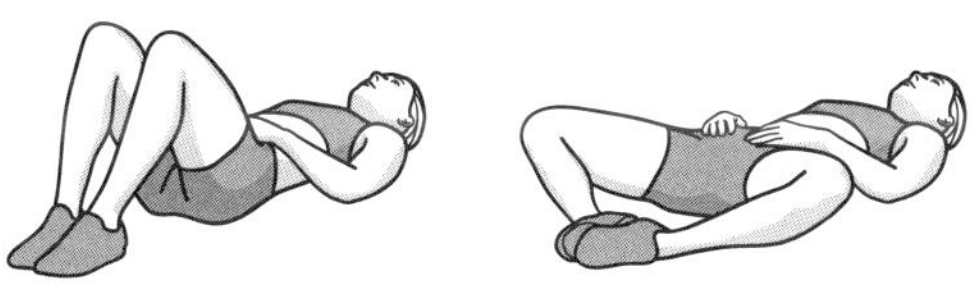

4 Frosch

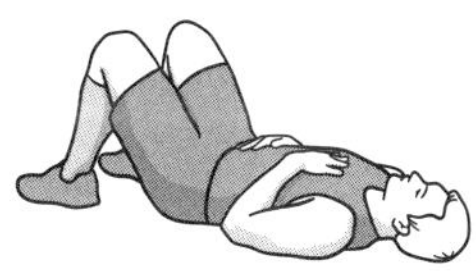

5 Brust-Bauch-Atmung

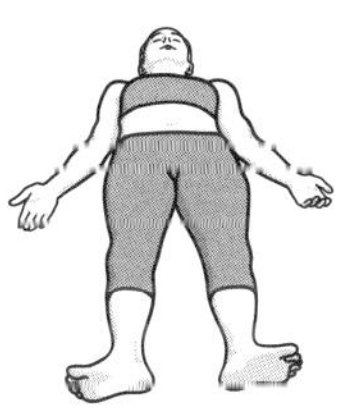

6 Entspannung in Rückenlage

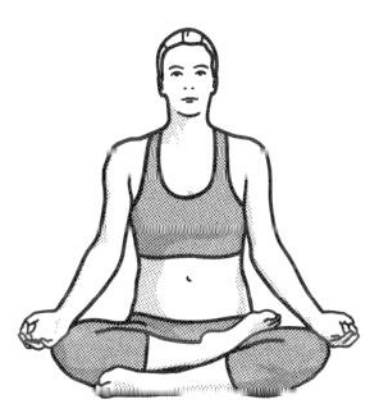

7 Schneidersitz

49 Sanftes Yoga

Trainingsdauer: 15 Minuten

1 2 3

	Übungen	Wiederholungen (Wdh.)/ Belastungszeit (Sek./Min.)	Sätze	Seite
1	Aufrechter Stand	1 Min.	1	141
2	Standwaage	1 Min. halten je Seite	1	143
3	Dehnung des Gesäßes im Stehen	1 Min. halten je Seite	1	135
4	Kobra	15 Wdh.	1	131
5	Krokodil	1 Min. halten je Seite	1	138
6	Oberkörperrotation im Sitzen	1 Min. halten je Seite	1	138
7	Päckchenstellung	1 Min.	1	141
8	Frosch	1 Min.	1	137
9	Entspannung in Rückenlage	2–3 Min.	1	140

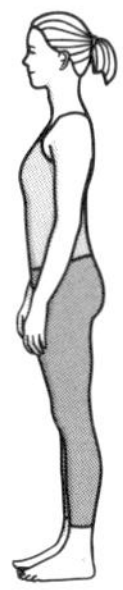

1 Aufrechter Stand

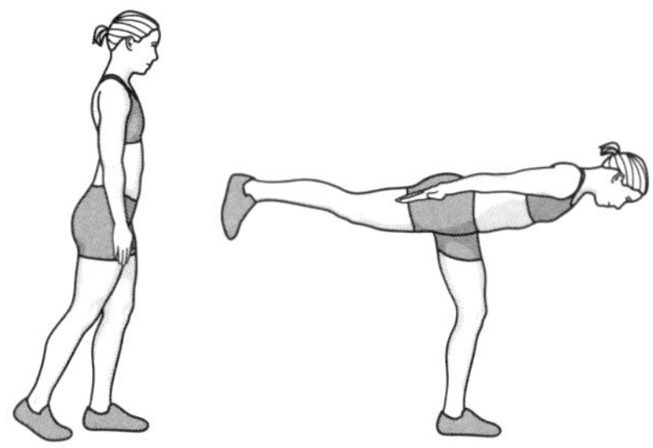

2 Standwaage

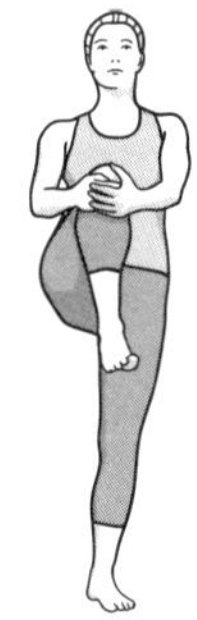

3 Dehnung des Gesäßes im Stehen

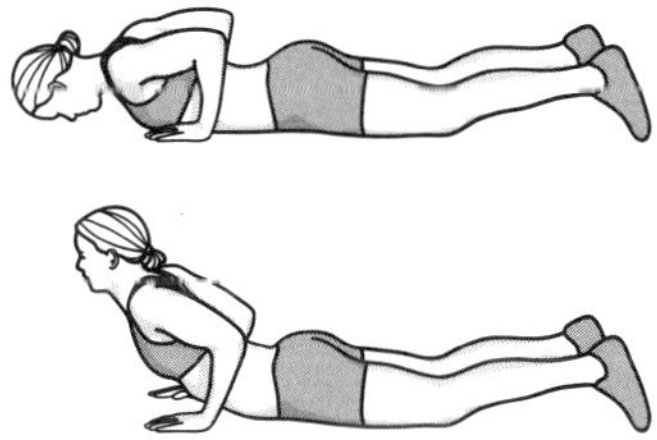

4 Kobra

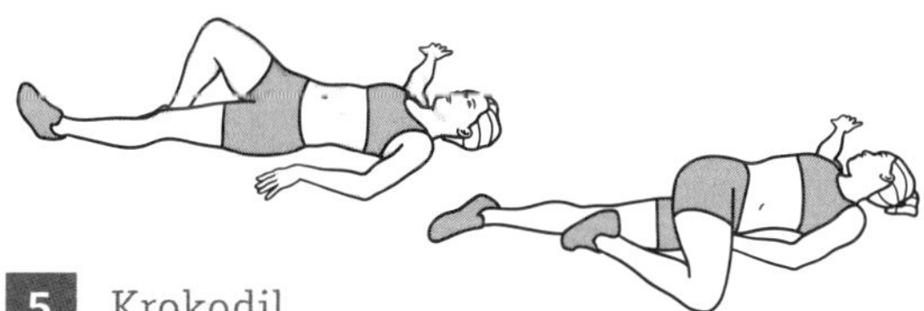

5 Krokodil

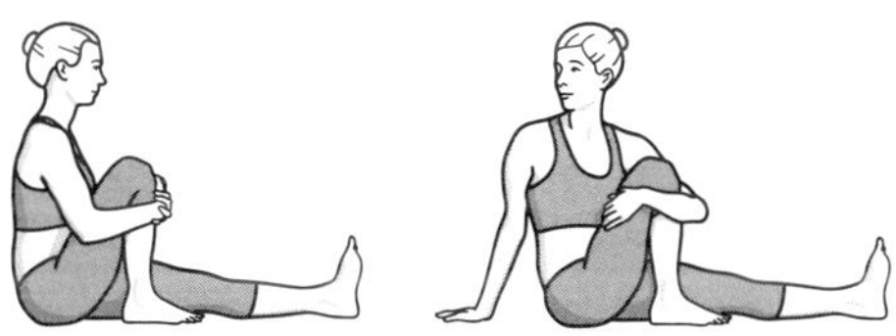

6 Oberkörperrotation im Sitzen

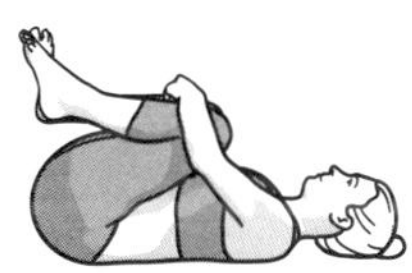

7 Päckchenstellung

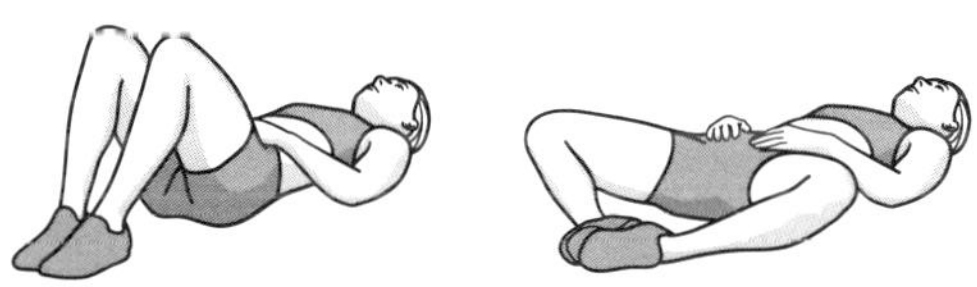

8 Frosch

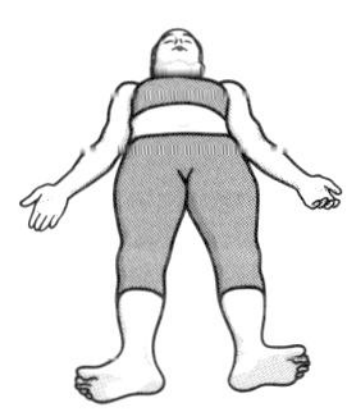

9 Entspannung in Rückenlage

50 Sanftes Pilates

Trainingsdauer: 20 Minuten

1 **2** 3

	Übungen	Wiederholungen (Wdh.)/ Belastungszeit (Sek./Min.)	Sätze	Seite
1	Flankenatmung	1 Min.	1	140
2	Katze-Pferd-Mobilisation	15 Wdh.	1	120
3	Rücken runden	15 Wdh.	1	121
4	Tap down	15 Wdh. je Seite	1	132
5	Beinkreisen in Rückenlage	15 Wdh. je Seite	1	129
6	Brücke	15 Wdh.	1	124
7	Bein vor- und zurückschieben in Seitlage	15 Wdh. je Seite	1	124
8	Päckchenstellung	1 Min.	1	141
9	Frosch	2–3 Min.	1	137

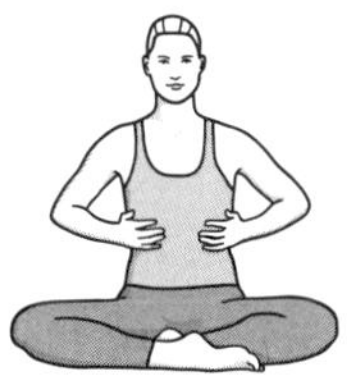

1 Flankenatmung

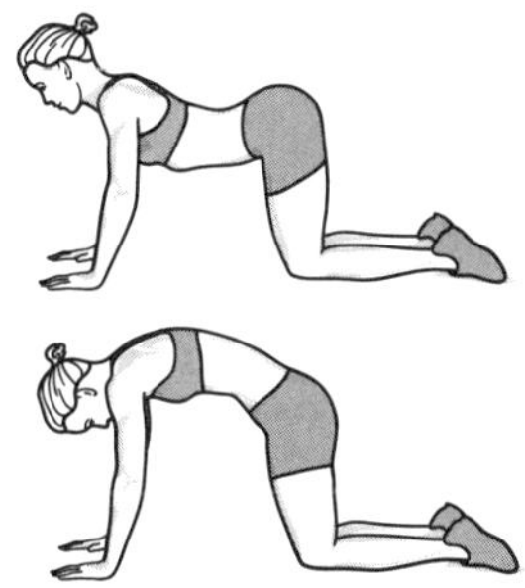

2 Katze-Pferd-Mobilisation

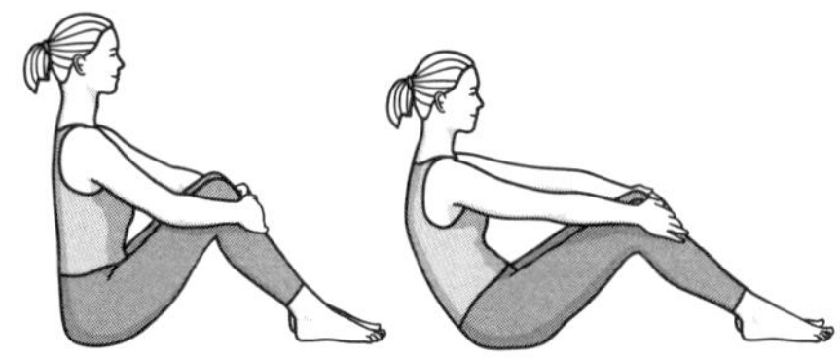

3 Rücken runden

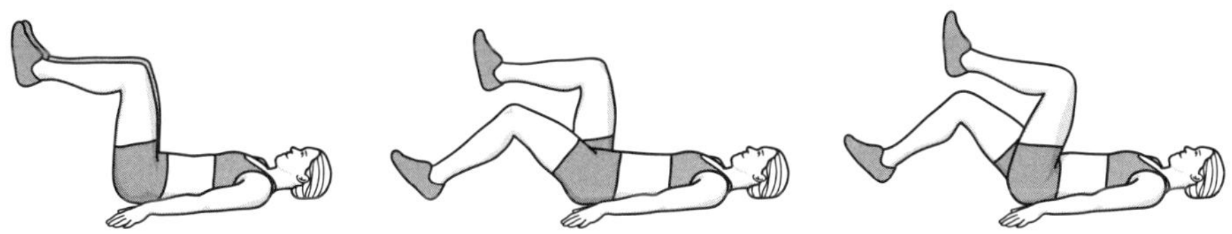

4 Tap down

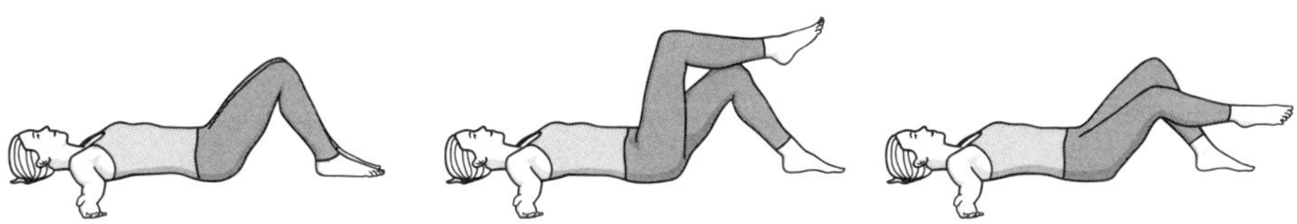

5 Beinkreisen in Rückenlage

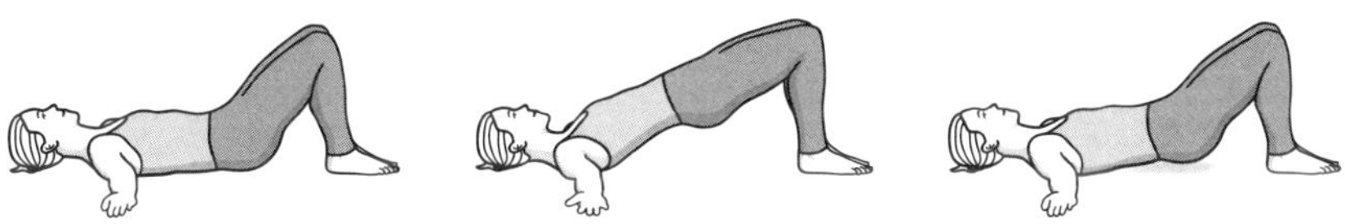

6 Brücke

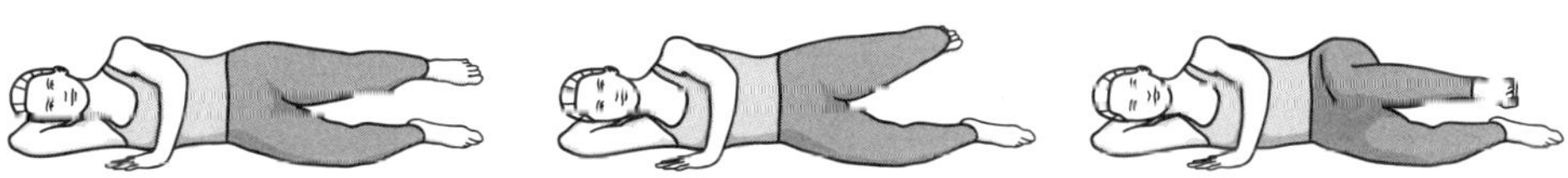

7 Bein vor- und zurückschieben in Seitlage

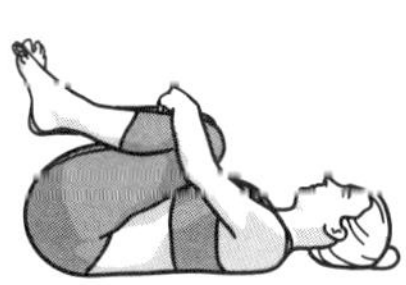

8 Päckchenstellung

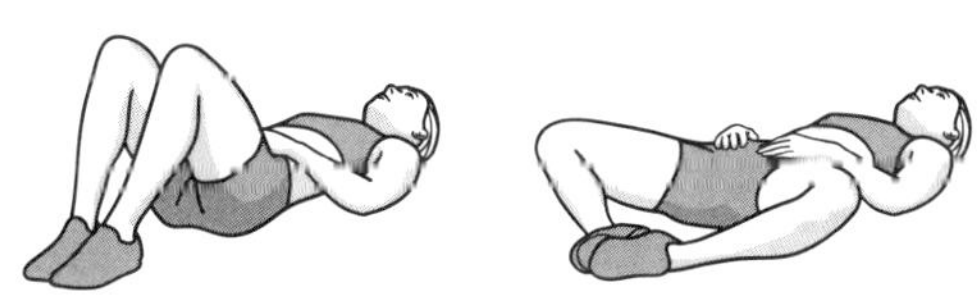

9 Frosch

Die Übungen

3

Mobilisationsübungen

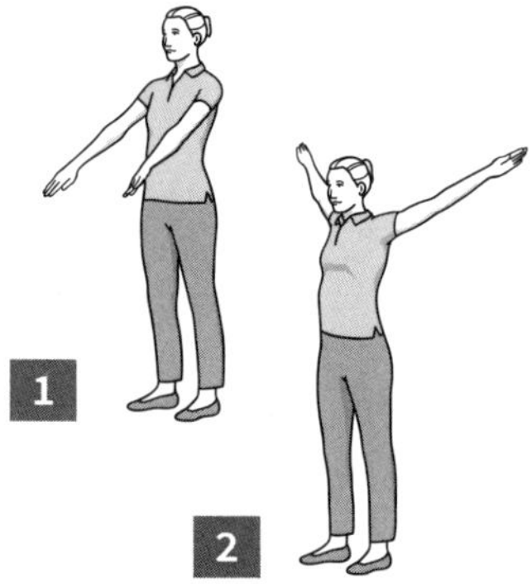

Armkreisen

1. Einen hüftbreiten, aufrechten Stand einnehmen. Beide Arme schräg nach vorn und unten strecken.
2. Nun mit beiden Armen gleichzeitig große Kreisbewegungen ausführen, dafür die gestreckten Arme über oben nach hinten, weiter nach unten und wieder nach vorn führen.

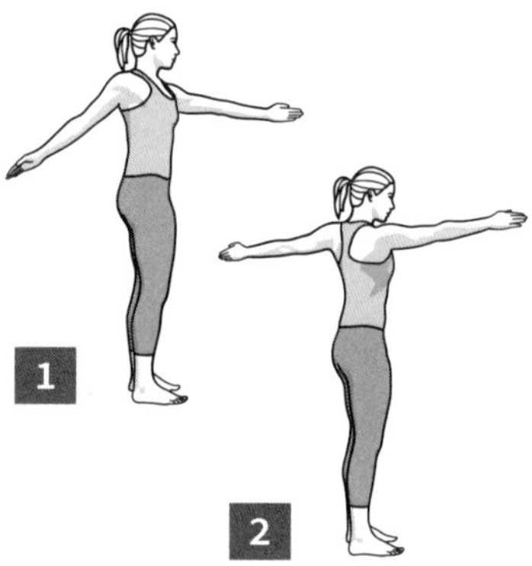

Armpendeln

1. Einen hüftbreiten, aufrechten Stand einnehmen. Nun mit dem rechten Arm zurück-, dem linken Arm nach vorn pendeln. Dabei die Knie beim Schwingen der Arme nach vorn locker beugen und am höchsten Punkt strecken.
2. Im Anschluss direkt mit dem linken Arm nach vorn und dem rechten Arm zurückpendeln. Im Wechsel mit der Bewegung fortfahren.

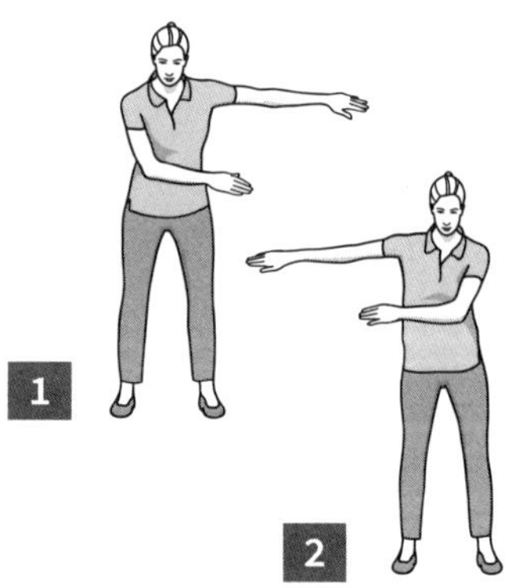

Armschwingen

1. Einen hüftbreiten, aufrechten Stand einnehmen. Nun mit beiden Armen vor dem Körper zuerst nach rechts schwingen.
2. Dann nach links schwingen. Die Arme dabei ganz locker hängen lassen. Die Bewegung fließend weiter fortführen.

Heben des Brustbeins im Schneidersitz

1. Einen Schneidersitz einnehmen. Die Hände auf den Knien ablegen und den Oberkörper aufrichten.
2. Nun mit dem Einatmen das Brustbein nach vorn und oben anheben, der Blick geht leicht schräg nach oben. Mit dem Ausatmen wieder in die Ausgangsstellung zurückkommen.

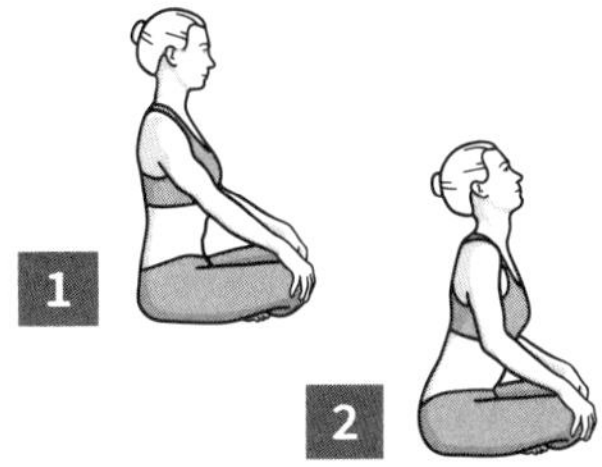

Ellbogenkreisen im Sitzen

1. Mit aufgerichtetem Oberkörper auf einen Hocker oder Stuhl setzen und die Füße etwas weiter als hüftbreit aufstellen. Beide Hände oben auf die Schultern legen.
2. Nun mit den Ellbogen große Kreisbewegungen nach hinten ausführen. Dafür die Ellbogen nach vorn führen, dann über oben und hinten nach unten und wieder nach vorn.

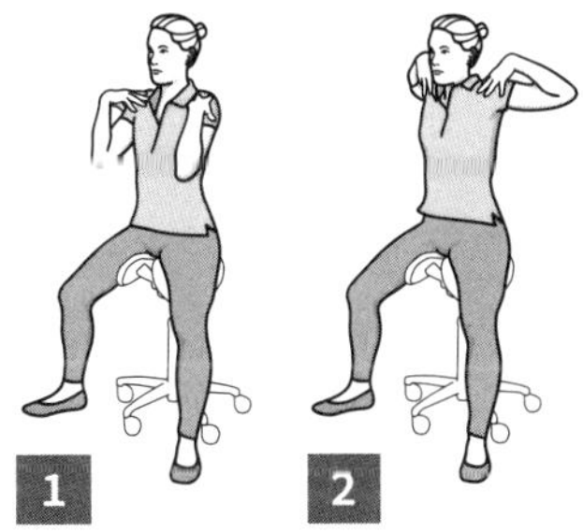

Ellbogen schließen und öffnen

1. Mit aufgerichtetem Oberkörper auf einen Hocker oder Stuhl setzen. Beide Arme im rechten Winkel nach vorn anheben, sodass sich die Oberarme auf Schulterhöhe befinden.
2. Nun die Ellbogen nach hinten führen und öffnen und direkt wieder schließen. Die Schultern dabei tief halten. Die Bewegung fließend weiter fortführen.

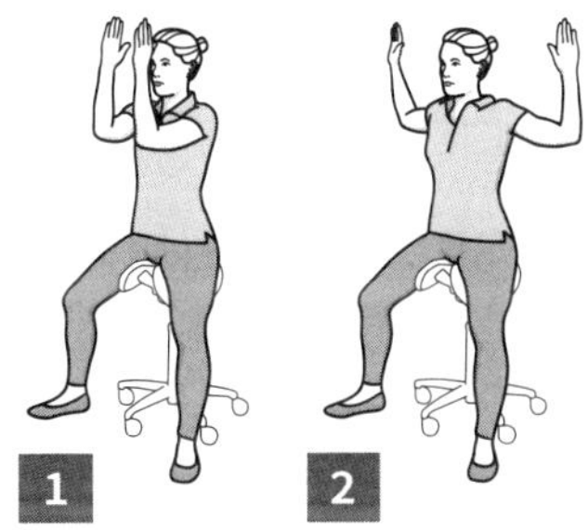

Fersen und Fußspitzen heben

1. Mit aufgerichtetem Oberkörper auf einen Hocker oder Stuhl setzen. Beide Füße am Boden abstellen. Nun die Fersen heben.
2. Die Fersen wieder absenken und die Fußspitzen vom Boden abheben. Diese Bewegungsabfolge rhythmisch weiter fortführen.

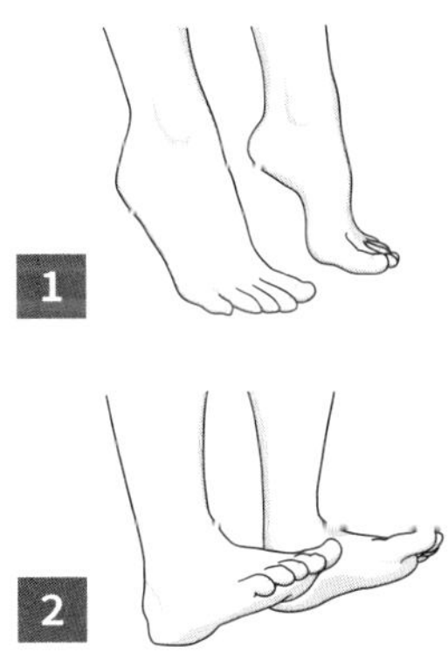

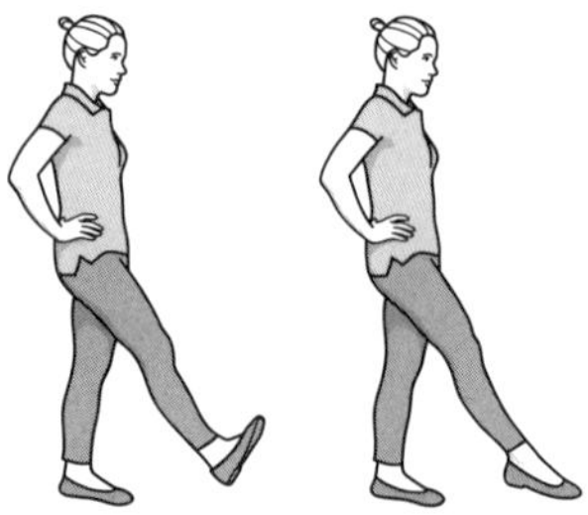

1 2

Fuß beugen und strecken

1. Einen hüftbreiten, aufrechten Stand einnehmen. Die Hände in die Hüften stützen. Ein Bein nach vorn strecken, den Fuß im Sprunggelenk beugen und die Fußspitze in Richtung Schienbein anziehen.
2. Nun den Fuß strecken und die Fußspitze in Richtung Boden absenken. Diese Bewegungsabfolge rhythmisch fortführen und die Übung nach Abschluss der vorgegebenen Wiederholungen mit dem anderen Bein ausführen.

1

2

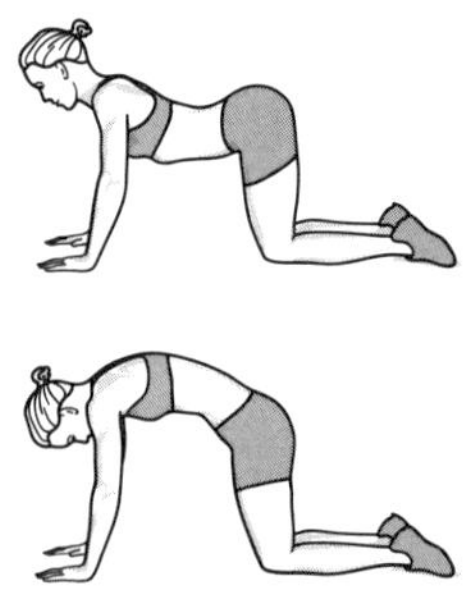

Katze-Pferd-Mobilisation

1. Einen Vierfüßlerstand einnehmen. Die Hände unter den Schultern und die Knie unter den Hüftgelenken platzieren. Nun den Rücken in Richtung Decke hochziehen und runden.
2. Dann den Rücken in Richtung Boden absenken. Die Bewegungsabfolge bewusst und langsam ausführen.

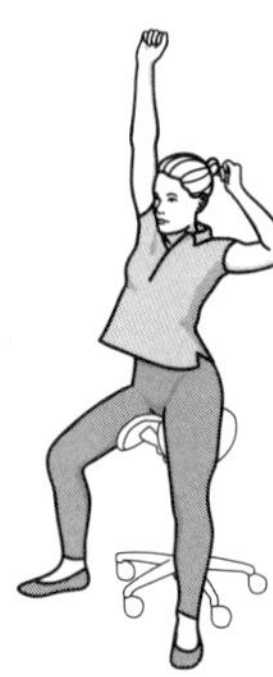

Räkeln und Strecken im Sitzen

Mit aufgerichtetem Oberkörper auf einen Hocker oder Stuhl setzen. Nun die Arme in Richtung Decke strecken und in verschiedenste Richtungen strecken und räkeln. Mal die geöffneten Hände, ein anderes Mal die Fäuste vom Körper wegschieben.

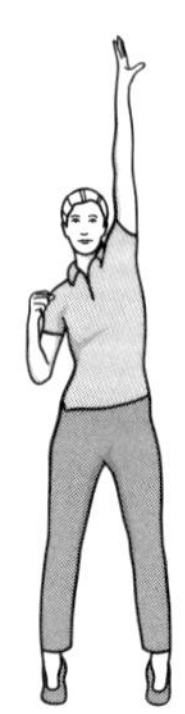

Räkeln und Strecken im Stehen

Einen hüftbreiten, aufrechten Stand einnehmen. Nun die Arme zur Decke strecken und räkeln und strecken. Dabei auf die Großzehenballen stellen, den ganzen Körper einsetzen und in verschiedenste Richtungen bewegen.

Rotation der Brustwirbelsäule im Vierfüßlerstand

1. Einen Vierfüßlerstand einnehmen. Die Hände unter den Schultern, die Knie unter den Hüftgelenken positionieren. Nun die rechte Hand an den Hinterkopf legen und mit dem Einatmen den Ellbogen nach rechts in Richtung Decke aufdrehen.
2. Mit dem Ausatmen den Ellbogen wieder nach unten und zum aufgestützten Arm führen. Dabei den linken Arm gestreckt halten. Die Übung nach Abschluss der vorgegebenen Wiederholungen mit dem anderen Arm ausführen.

1
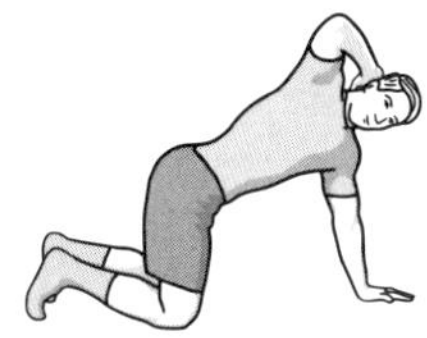

2
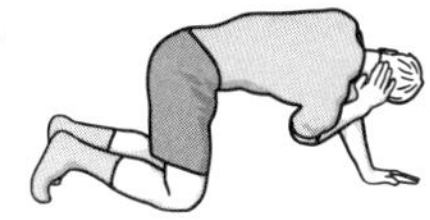

Rotation der Brustwirbelsäule im Sitzen

1. Mit aufgerichtetem Oberkörper auf einen Hocker oder Stuhl setzen. Die rechte Hand in die Hüfte stützen. Die linke Hand in Höhe des Brustbeins vor dem Oberkörper halten.
2. Nun mit dem Einatmen den linken Arm weit nach hinten strecken. Der Blick folgt der Hand. Mit dem Ausatmen wieder zurück in die Ausgangsposition kommen. Während der Übungsausführung das Becken stabil halten und den Oberkörper nur aus der Brustwirbelsäule heraus drehen. Die Übung nach Abschluss der vorgegebenen Wiederholungen mit dem anderen Arm ausführen.

1
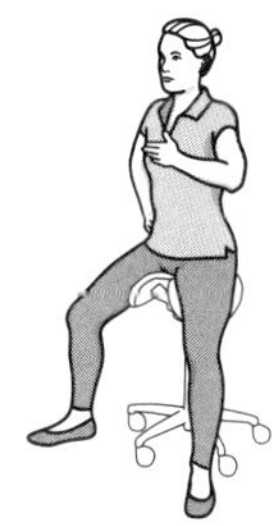

2
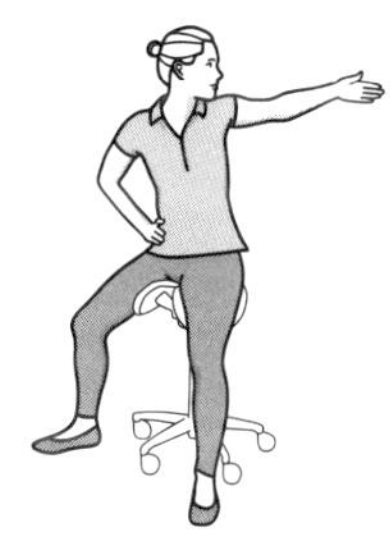

Rücken runden

1. Einen aufrechten Sitz mit aufgestellten Beinen einnehmen. Die Schienbeine unterhalb der Knie mit den Händen und gebeugten Armen fassen.
2. Nun mit dem Ausatmen den Rücken runden und die Arme strecken. Mit dem Einatmen den Rücken wieder strecken und die Arme beugen. Die Bewegung flüssig fortführen.

1
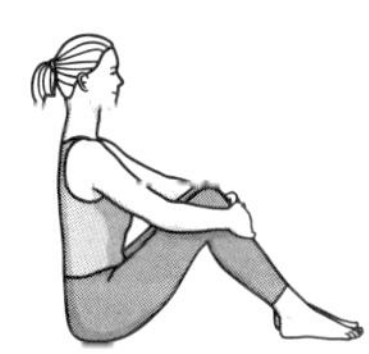

2
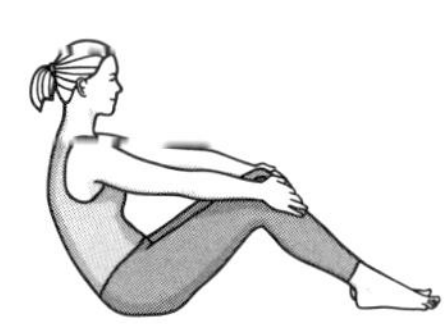

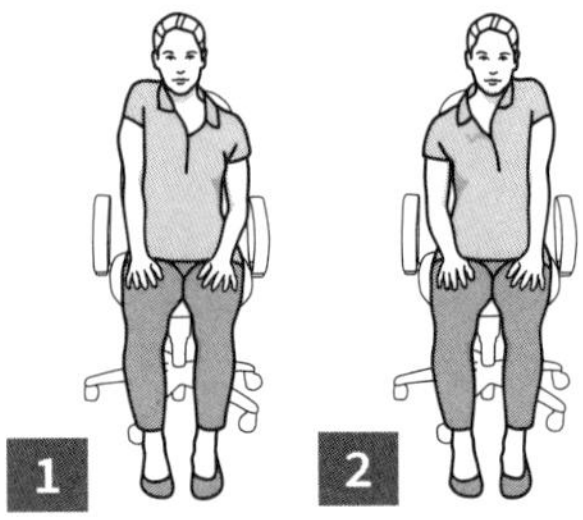

Wechselseitiges Hochziehen der Schultern im Sitzen

1. Einen aufrechten Sitz einnehmen. Die Hände auf den Oberschenkeln ablegen. Nun die rechte Schulter hochziehen und wieder fallen lassen.
2. Im Anschluss die linke Schulter hochziehen und wieder fallen lassen. Diese Bewegungsabfolge rhythmisch wiederholen.

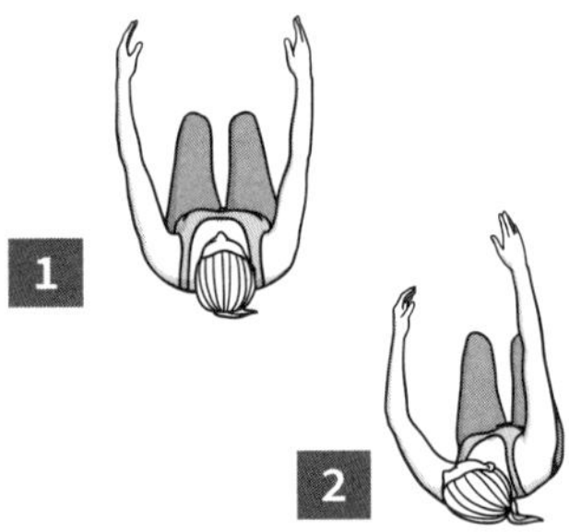

Wechselseitiges Hochschieben der Schultern in Rückenlage

1. Eine Rückenlage mit aufgestellten Beinen einnehmen. Die Arme in Richtung Decke strecken.
2. Nun im Wechsel den rechten und den linken Arm in Richtung Decke schieben. Dabei den Kopf locker mit der Bewegung von rechts nach links hin und her rollen lassen.

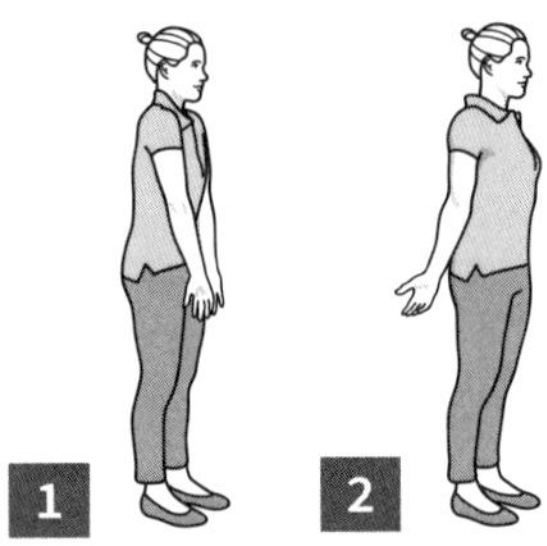

Schulterachter

1. Einen hüftbreiten, aufrechten Stand einnehmen, die Arme sind nach unten gestreckt. Nun die Schultern erst nach oben ziehen und dann nach vorn und unten schieben und dabei eindrehen. Ziel ist es, die Schultern in Form zweier liegender 8er neben dem Körper vor- und zurückzubewegen.
2. Die Schultern nun wieder nach oben ziehen und dann nach hinten und unten schieben und dabei ausdrehen.

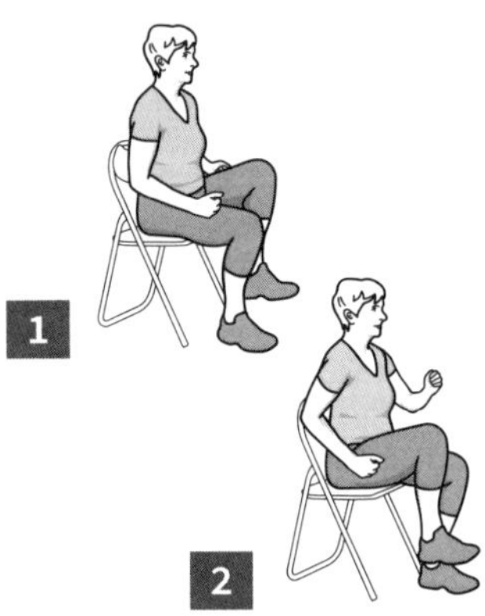

Gehen im Sitzen

1. Mit aufgerichtetem Oberkörper auf die vordere Hälfte eines Stuhls setzen. Nun mit den Füßen eine Gehbewegung ausführen. Dafür zuerst den rechten Fuß etwas vom Boden abheben. Dabei die Arme gegengleich zu den Beinen und dynamisch neben dem Körper mitführen.
2. Dann den linken Fuß anheben. Diese Bewegungsabfolge rhythmisch wiederholen.

Übungen zur Kräftigung der Beine und des Gesäßes

Ausfallschritt

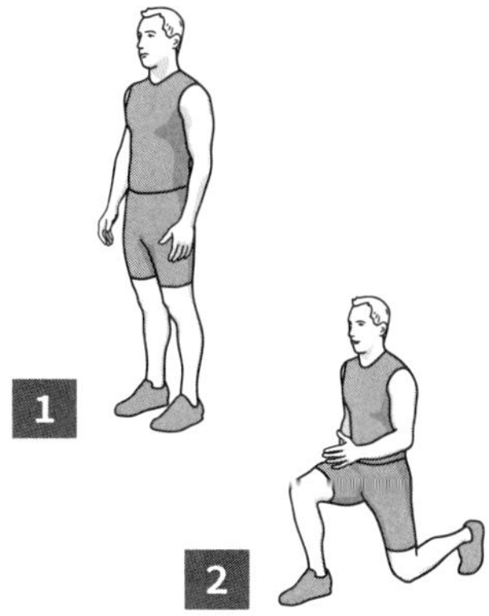

1. Einen hüftbreiten, aufrechten Stand einnehmen.
2. Nun das linke Bein zurückstellen und das Knie in Richtung Boden absenken. Die Arme locker gegengleich mitnehmen. Das Knie des vorderen Beins befindet sich senkrecht über der Ferse. Mit Kraft aus dem vorderen Bein wieder hochdrücken und in die Ausgangsposition aufrichten. Die Übung im Wechsel mit dem rechten und linken Bein ausführen.

Beinstrecken im Sitzen

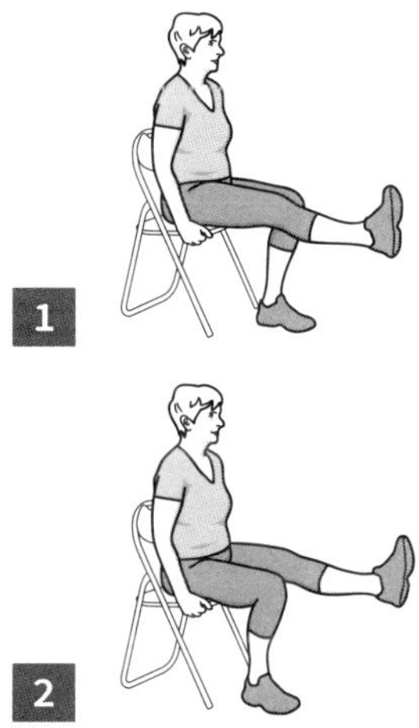

1. Mit aufgerichtetem Oberkörper auf einen Hocker oder Stuhl setzen. Nun das rechte Bein nach vorn ausstrecken und die Ferse aktiv vom Körper wegschieben. Dabei den Oberkörper aufgerichtet halten.
2. Das rechte Bein wieder absetzen und dann das linke Bein nach vorn ausstrecken. Diese Bewegungsabfolge rhythmisch wiederholen.

Seitliches Beinheben

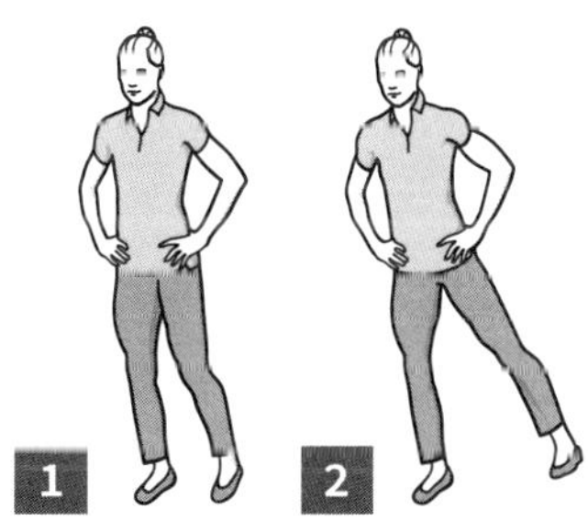

1. Einen hüftbreiten, aufrechten Stand einnehmen. Die Hände in die Hüften stützen. Das linke Bein etwas zur Seite anheben. Die Fußspitzen nach vorn drehen.
2. Nun das linke Bein heben und senken. Die Übung nach Abschluss der vorgegebenen Wiederholungen mit dem rechten Bein ausführen.

Bein vor- und zurückschieben in Seitlage

1
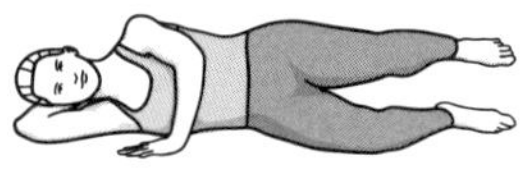

2
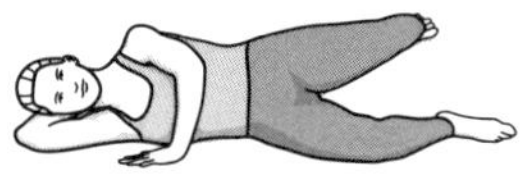

3
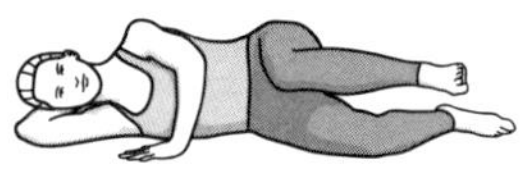

1. Eine Seitenlage mit vor dem Körper angewinkelten Beinen einnehmen, sodass sowohl Oberkörper und Oberschenkel als auch Ober- und Unterschenkel einen 90-Grad-Winkel bilden. Den Kopf auf dem unteren Oberarm ablegen, die Hand des oberen Arms vor dem Brustkorb auf dem Boden aufstützen.
2. Nun das obere Bein angewinkelt nach hinten bewegen. Dabei beim Zurückführen die Ferse nach hinten schieben und die Zehenspitzen Richtung Schienbein anziehen.
3. Im Anschluss das obere Bein nach vorn bewegen. Dabei die Fußspitze strecken. Das Becken während der gesamten Übungsausführung stabil halten. Die Bewegung nach Abschluss der vorgegebenen Wiederholungen auf der anderen Körperseite liegend ausführen.

Einbeiniges Beckenheben

1
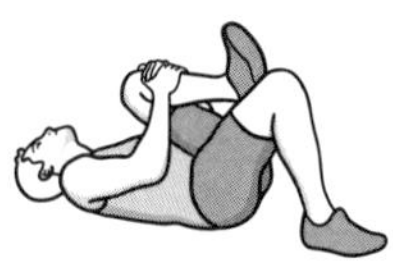

2
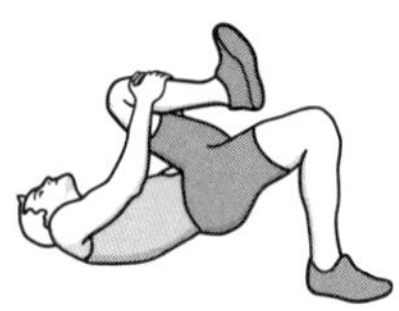

1. Eine Rückenlage mit aufgestellten Beinen einnehmen. Wenn nötig, ein Kissen unter den Kopf legen. Das linke Bein anwinkeln und knapp unter dem Knie mit beiden Händen fassen.
2. Nun mit Kraft aus dem linken Oberschenkel und dem Gesäß das Becken anheben und wieder absenken. Das Becken nicht auf dem Boden ablegen, sondern gleich die nächste Wiederholung anschließen. Die Übung nach Abschluss der vorgegebenen Wiederholungen mit dem anderen Bein ausführen.

Brücke

1
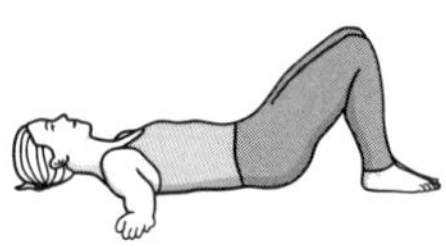

2
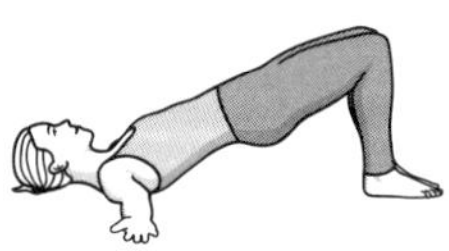

3
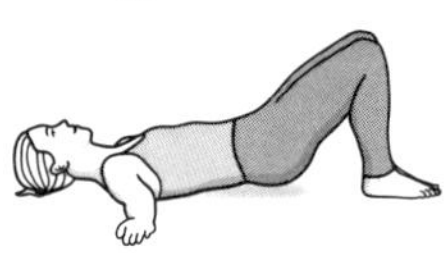

1. Eine Rückenlage mit aufgestellten Beinen einnehmen. Wenn nötig, ein Kissen unter den Kopf legen. Die Arme zur Seite ausgestreckt ablegen.
2. Nun das Becken mit Kraft aus den Oberschenkeln und dem Gesäß anheben.
3. Das Becken wieder absenken, jedoch nicht auf dem Boden ablegen, sondern gleich die nächste Wiederholung anschließen.

Brücke mit Beinheben

1. Eine Rückenlage mit aufgestellten Beinen einnehmen. Wenn nötig, ein Kissen unter den Kopf legen. Die Arme zur Seite ausgestreckt ablegen. Das Becken mit Kraft aus den Oberschenkeln und dem Gesäß anheben und oben halten.
2. Nun im Wechsel das rechte und linke Bein anheben, nach vorn ausstrecken und wieder abstellen. Dabei das Becken ruhig halten.

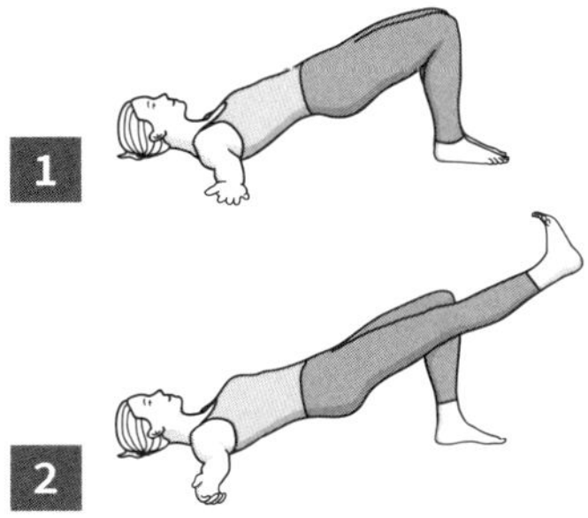

Flieger

1. Einen hüftbreiten, aufrechten Stand einnehmen. Beide Arme auf Schulterhöhe zur Seite strecken, die Daumen zeigen in Richtung Decke. Den Blick nach vorn richten.
2. Nun ein Bein anheben und gestreckt nach hinten oben führen, gleichzeitig den Oberkörper nach vorn neigen. Rumpf und Oberkörper bilden eine Linie. Die Position kurz halten und dann zurück in die Ausgangsposition kommen. Die Übung nach Abschluss der vorgegebenen Wiederholungen mit dem anderen Bein ausführen.

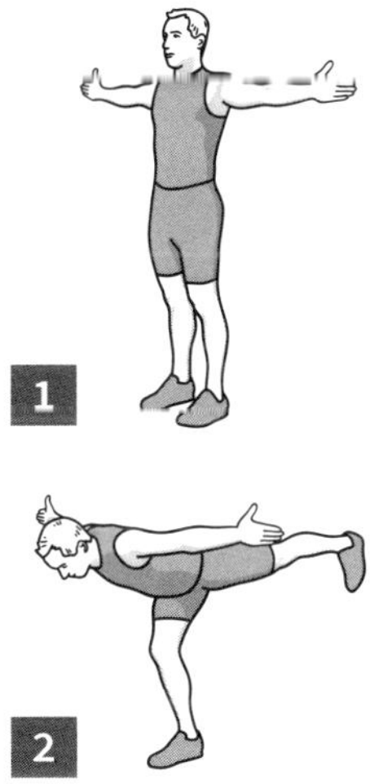

Kick-back in Bauchlage

1. Eine Bauchlage einnehmen. Die Hände unter den Hüftknochen platzieren. Alternativ ein Kissen unter die Beckenknochen legen.
2. Nun ein Bein anwinkeln und die Fußsohle in Richtung Decke schieben, dabei das Knie vom Boden abheben und wieder senken. Die Übung nach Abschluss der vorgegebenen Wiederholungen mit dem anderen Bein ausführen.

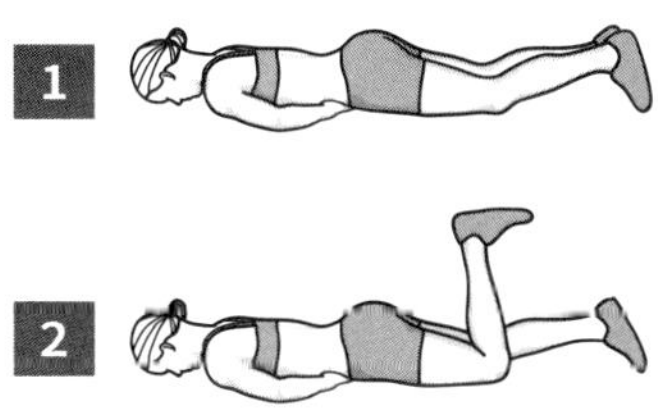

Kick-back im Vierfüßlerstand

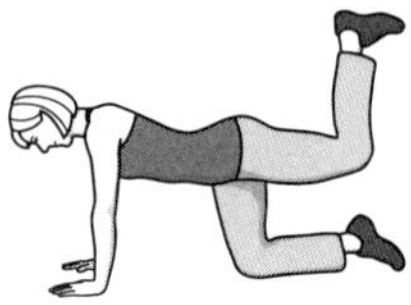
1

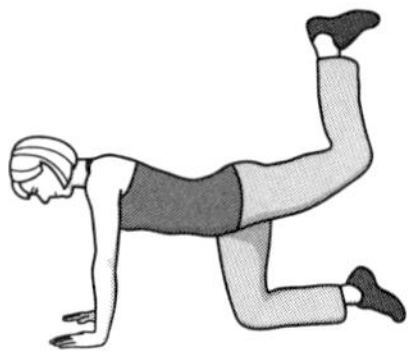
2

1. Einen Vierfüßlerstand einnehmen. Die Hände unter den Schultergelenken, die Knie unter den Hüftgelenken platzieren. Der Blick geht Richtung Boden. Ein Bein angewinkelt anheben, bis der Oberschenkel sich waagrecht über dem Boden befindet. Ober- und Unterschenkel bilden einen 90-Grad-Winkel, die Fußspitzen sind Richtung Schienbein angezogen.
2. Nun mit dem Bein kleine Bewegungen in Richtung Decke ausführen. Dafür die Fußsohle nach oben schieben. Die Übung nach Abschluss der vorgegebenen Wiederholungen mit dem anderen Bein ausführen. Der Rücken bleibt stabil.

Kniebeuge

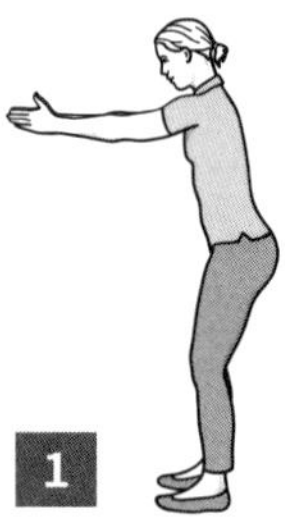
1

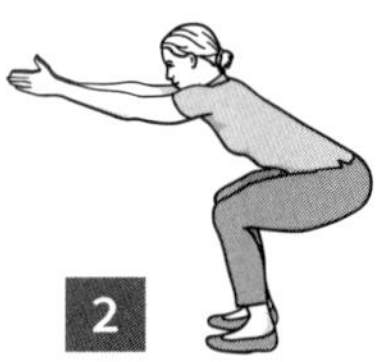
2

1. Einen etwas weiteren als hüftbreiten Stand einnehmen. Beide Arme auf Schulterhöhe nach vorn ausstrecken.
2. Nun das Gesäß nach hinten und unten absenken und wieder aufrichten in die Ausgangsposition. Die Füße sind dabei gleichmäßig belastet. Die Oberschenkel während der gesamten Bewegung parallel zueinander und den Rücken gerade halten.

Kniebeuge mit Stuhl

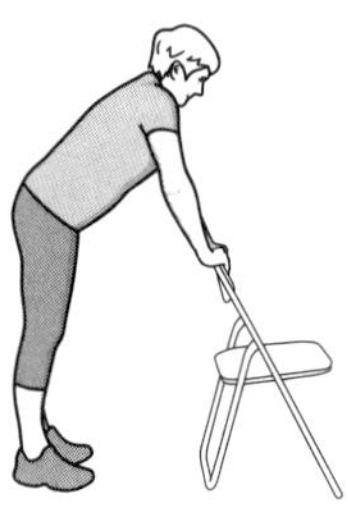
1

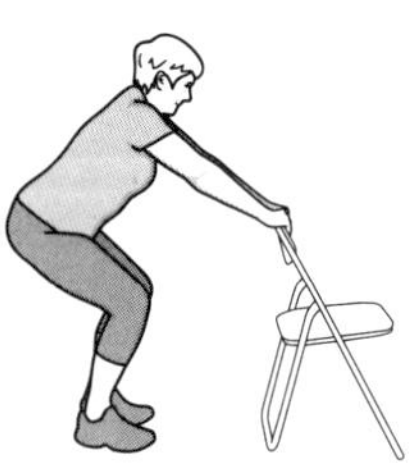
2

1. Einen etwas weiteren als hüftbreiten Stand einnehmen. Beide Hände fassen die Stuhllehne.
2. Nun das Gesäß nach hinten und unten absenken und wieder aufrichten in die Ausgangsposition. Die Füße sind dabei gleichmäßig belastet. Die Oberschenkel während der gesamten Bewegung parallel zueinander und den Rücken gerade halten.

Kniebeugen im Wechsel

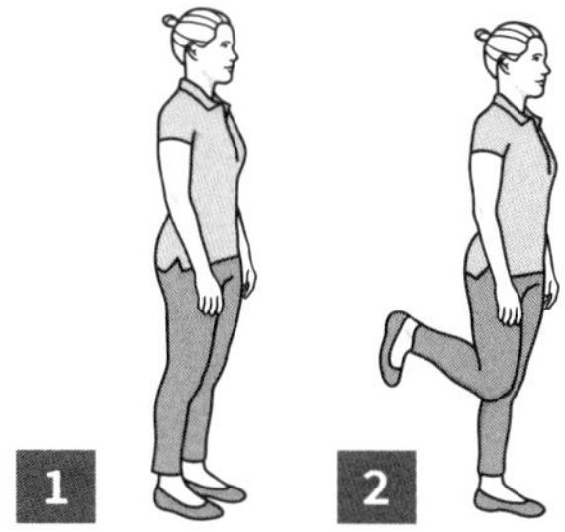

1. Einen hüftbreiten, aufrechten Stand einnehmen. Die Arme hängen locker neben dem Körper.
2. Nun im Wechsel die Knie beugen und die Fersen nach hinten oben anheben. Die Knie bleiben dabei auf einer Höhe.

Muschel

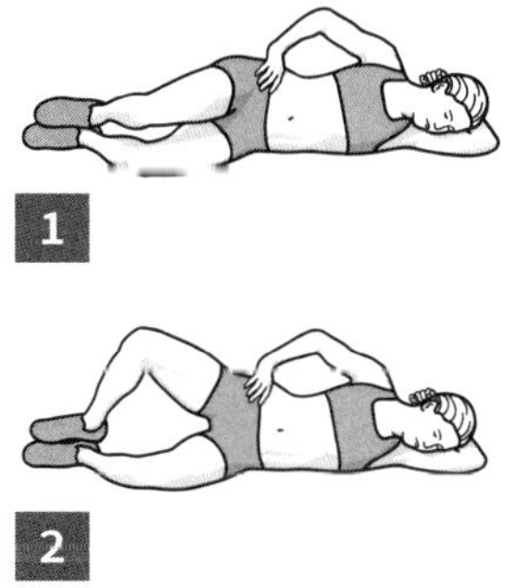

1. Eine Seitlage mit vor dem Körper angewinkelten Beinen einnehmen. Fersen und Oberkörper befinden sich auf einer Linie. Den Kopf auf dem unteren Oberarm ablegen, die Hand des oberen Arms in die Hüfte stützen.
2. Nun das obere Knie in Richtung Decke anheben und wieder senken. Die Füße bleiben während der Bewegung geschlossen. Die Übung nach Abschluss der vorgegebenen Wiederholungen mit dem anderen Bein ausführen.

Adduktorentraining im Liegen

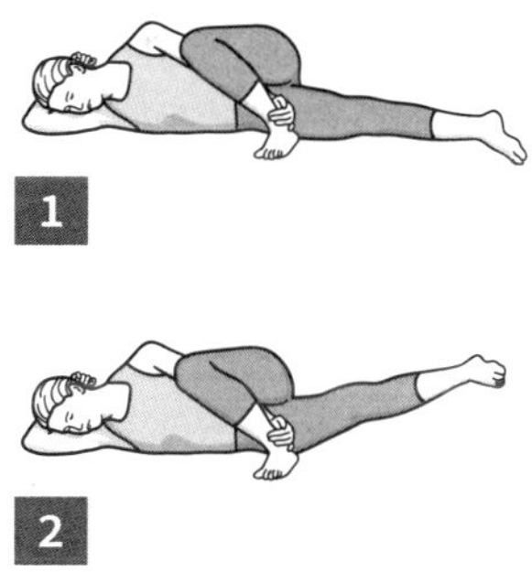

1. Eine Seitlage mit gestreckten Beinen einnehmen. Den Kopf auf dem unteren Oberarm ablegen. Nun das obere Bein über das gestreckte untere Bein stellen. Die Hand des oberen Arms unter dem aufgestellten Bein hindurchführen und dieses am Knöchel in seiner Position fixieren. Das Becken senkrecht halten.
2. Nun das gestreckte Bein heben und senken. Die Übung nach Abschluss der vorgegebenen Wiederholungen mit dem anderen Bein ausführen.

Schlittschuhschritt

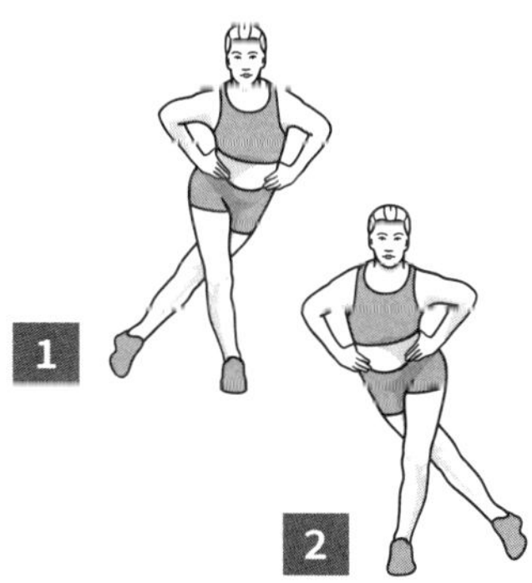

1. Einen hüftbreiten, aufrechten Stand einnehmen. Die Hände in die Hüfte stützen. Nun mit dem rechten Bein einen großen Schritt zur Seite ausführen und das linke Bein hinter dem rechten kreuzen und kurz die Zehen auftippen.
2. Dann den Schritt direkt zur anderen Seite hin ausführen. Diese Bewegungsabfolge wiederholen.

1
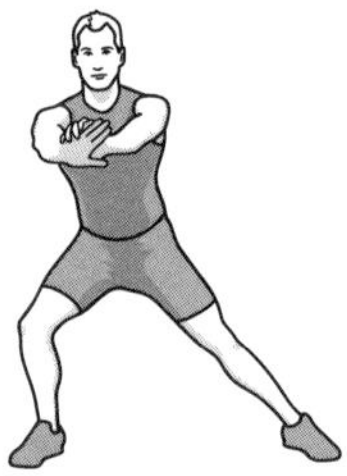

2
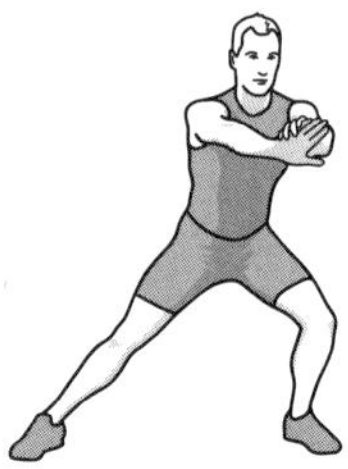

Seitlicher Ausfallschritt

1. Einen aufrechten Stand in einer weiten Grätsche einnehmen. Beide Hände mit gestreckten Armen vor dem Brustbein fassen. Die Knie zeigen genauso wie die Fußspitzen nach außen. Nun das rechte Knie beugen und das linke Bein strecken. Den Oberkörper dabei aufrecht halten.

2. Nun das linke Knie beugen und das rechte Bein strecken. Diese Bewegungsabfolge wiederholen.

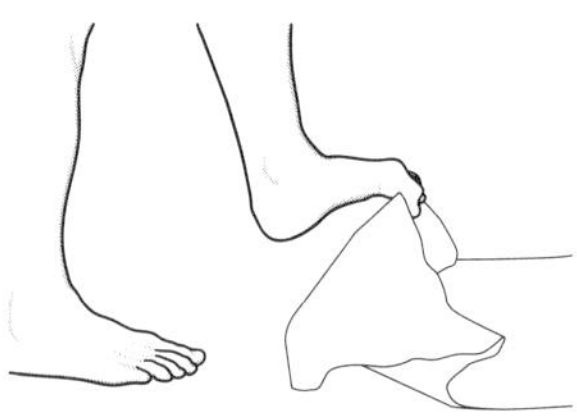

Zehengreifen

Einen hüftbreiten, aufrechten Stand einnehmen oder alternativ auf einen Stuhl setzen. Ein Bein vom Boden abheben und mit den Zehen ein Taschentuch greifen, aufheben und an einer anderen Stelle wieder ablegen. Die Übung nach Abschluss der vorgegebenen Wiederholungen mit dem anderen Fuß ausführen.

1
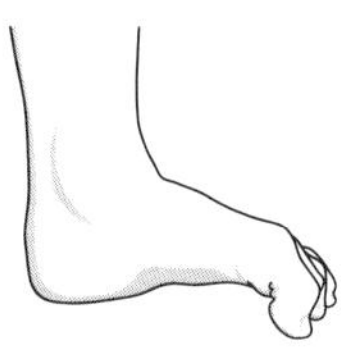

2
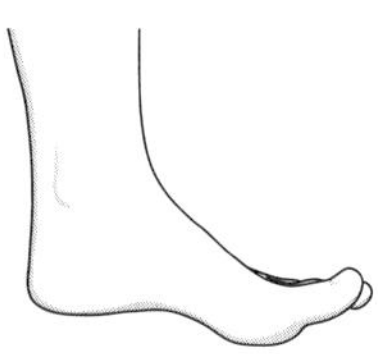

Zehenkrallen

1. Einen hüftbreiten, aufrechten Stand einnehmen oder alternativ auf einen Stuhl setzen. Alle Zehen nach unten beugen.

2. Dann alle Zehen nach oben strecken. Diese Bewegungsabfolge fortführen und die Übung im Anschluss mit dem anderen Fuß wiederholen.

Übungen zur Kräftigung des Oberkörpers

Bauchnabel Richtung Wirbelsäule ziehen

1. Einen Vierfüßlerstand einnehmen. Die Hände unter den Schultergelenken, die Knie unter den Hüftgelenken positionieren. Den Kopf in Verlängerung des Rumpfs halten.
2. Nun mit dem Ausatmen den Bauchnabel sanft nach innen und oben in Richtung Wirbelsäule ziehen. Dabei den Rücken und das Becken ruhig halten.

1
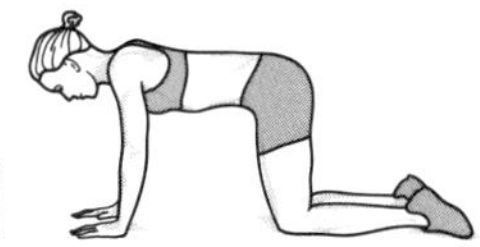

2
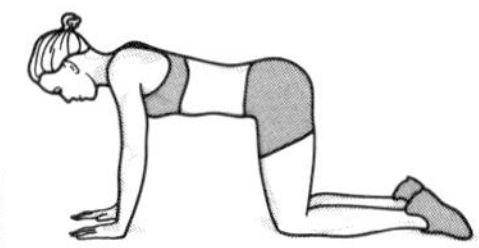

Oberkörper-Lift

1. Eine Bauchlage einnehmen. Den Bauchnabel sanft nach innen und oben in Richtung Wirbelsäule ziehen. Die Fußspitzen aufstellen. Beide Arme rechtwinklig gebeugt über dem Boden halten. Den Kopf in Verlängerung des Rumpfs halten.
2. Nun den Oberkörper heben und senken. Beim Anheben des Rumpfs die Schulterblätter bewusst zusammenführen.

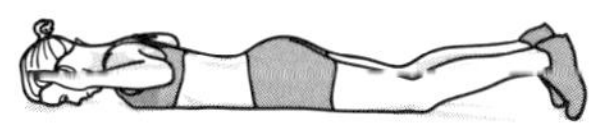
1

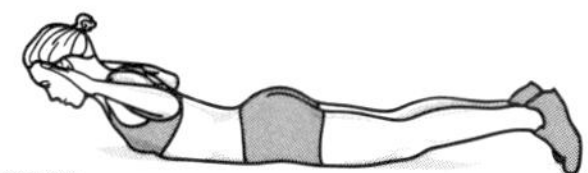
2

Beinkreisen in Rückenlage

1. Eine Rückenlage mit aufgestellten Beinen einnehmen. Die Wirbelsäule liegt in Neutralposition, das heißt, in ihrer natürlichen doppelten S-Krümmung. Beide Arme auf Schulterhöhe zur Seite ausstrecken.
2. Nun das rechte Bein rechtwinklig gebeugt anheben.
3. Mit dem Ausatmen mit dem Knie einen großen Kreis nach außen ausführen, dabei das Knie mit dem Einatmen wieder zur Mitte zurückführen. Das aufgestellte Bein und das Becken ruhig halten. Die Übung nach Abschluss der vorgegebenen Wiederholungen mit dem anderen Bein ausführen.

1
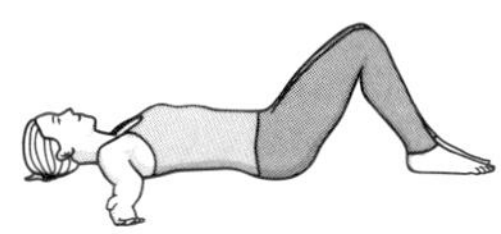

2
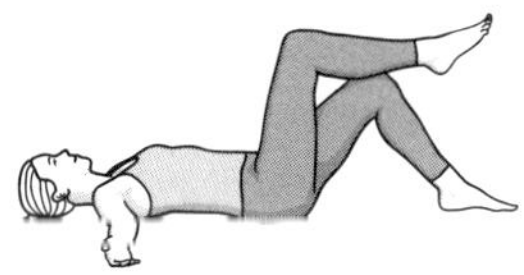

3
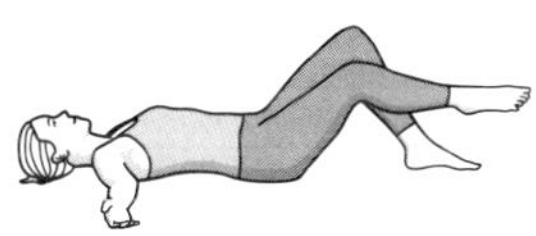

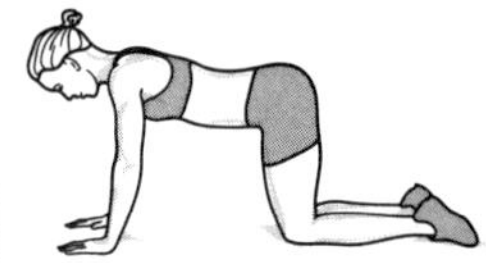

1

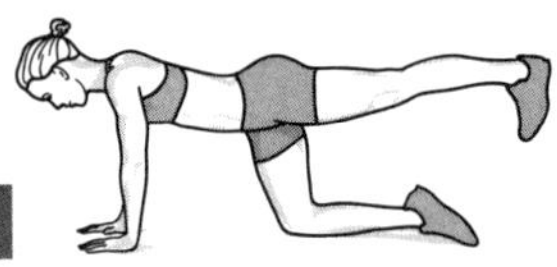

2

Beinstrecken im Vierfüßlerstand

1. Einen Vierfüßlerstand einnehmen. Die Knie unter den Hüftgelenken, die Hände unter den Schultergelenken positionieren.
2. Nun ein Bein nach hinten ausstrecken. Den Rücken dabei ruhig halten. Im Wechsel das rechte und linke Bein nach hinten ausstrecken.

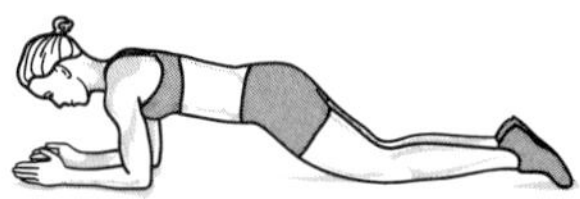

1

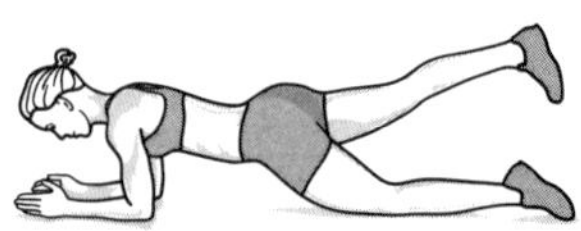

2

Beinstrecken im Ellbogenstütz

1. Einen Ellbogenstütz mit am Boden abgelegten Knien einnehmen. Die Ellbogen befinden sich senkrecht unter den Schultern, die Hüfte ist gestreckt. Den Oberkörper waagrecht über dem Boden halten.
2. Nun im Wechsel die Beine anheben und strecken. Dabei die Ferse nach hinten in Verlängerung des Oberkörpers schieben.

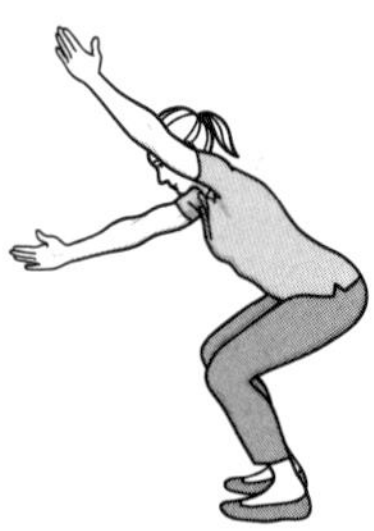

Hacken

Einen hüftbreiten, aufrechten Stand einnehmen. Nun das Gesäß nach hinten und unten absenken. Beide Arme neben den Ohren in Verlängerung des Oberkörpers ausstrecken. Die Daumen zeigen in Richtung Decke. Nun kleine schnelle Hackbewegungen mit den gestreckten Armen ausführen.

Kobra

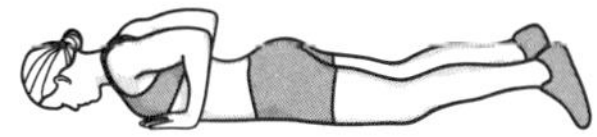

1

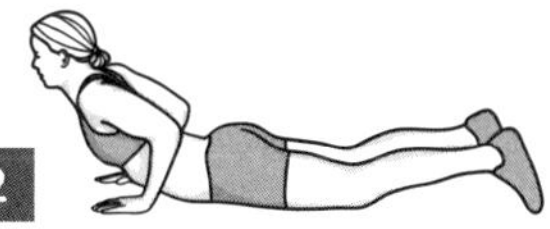

2

1. Eine Bauchlage einnehmen. Die Beine sind leicht geöffnet. Den Bauch anspannen und beide Hände knapp unterhalb der Schultern abstützen. Die Arme sind eng am Körper positioniert.
2. Nun mit dem Einatmen den Oberkörper etwas anheben, mit dem Ausatmen wieder ablegen. Dabei den Kopf immer in Verlängerung des Rumpfs halten.

Liegestütz

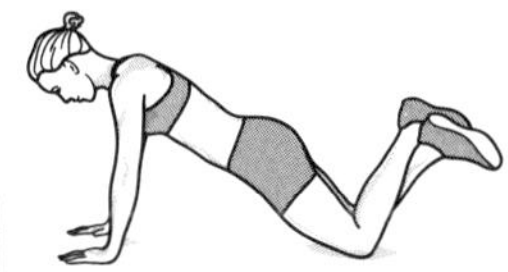

1

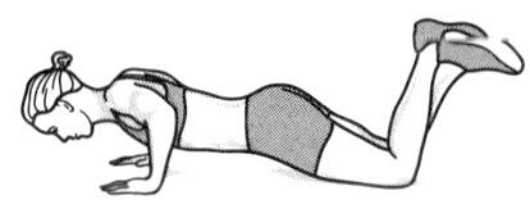

2

1. Eine Liegestützposition mit am Boden abgelegten Knien einnehmen. Die Hände befinden sich senkrecht unter den Schultergelenken. Oberkörper und Oberschenkel bilden eine Linie. Die Füße können übereinandergeschlagen werden.
2. Nun die Arme beugen und das Brustbein in Richtung Boden absenken, jedoch nicht ablegen, sondern kurz über dem Boden anhalten und wieder hochdrücken. Dabei die Ellbogen nah am Körper entlangführen.

Diagonaler Crunch

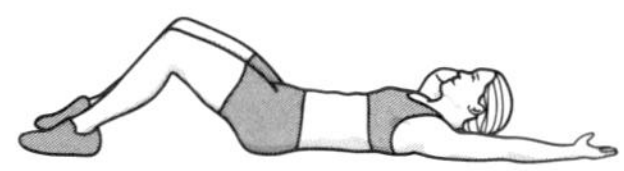

1

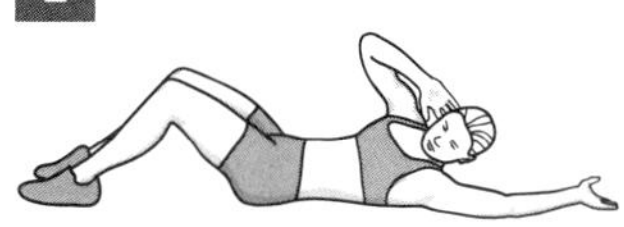

2

1. Eine Rückenlage mit aufgestellten Beinen einnehmen. Die rechte Hand wird am Kopf angelegt und stützt diesen. Den linken Arm über Kopf gestreckt am Boden ablegen.
2. Nun den Oberkörper mit dem Ausatmen diagonal nach oben und links anheben, mit dem Einatmen wieder absenken. Das Brustbein führt in Richtung Knie. Zwischen Kinn und Brustbein ungefähr eine Handbreit Platz halten. Die Übung nach Abschluss der vorgegebenen Wiederholungen zur anderen Seite hin ausführen.

1
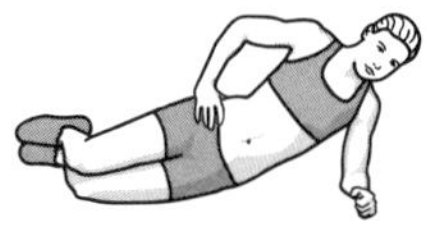
2
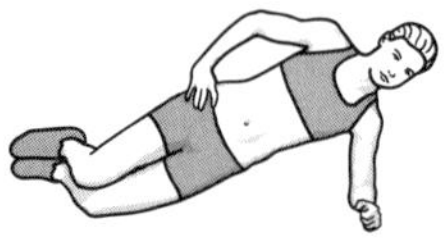

Seitstütz mit Beckenheben

1. Einen seitlichen Ellbogenstütz einnehmen. Der Ellbogen befindet sich unter der Schulter. Oberschenkel und Oberkörper bilden eine Linie. Beide Unterschenkel nach hinten abwinkeln. Die Hand des oberen Arms in die Hüfte stützen.
2. Nun das Becken anheben und wieder absenken. Die Übung nach Abschluss der vorgegebenen Wiederholungen auf der anderen Körperseite ausführen.

1
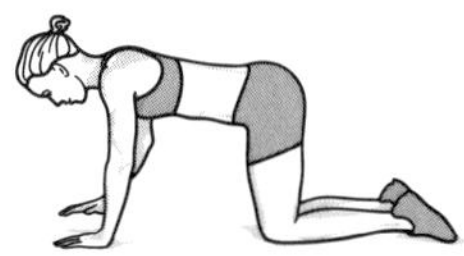
2
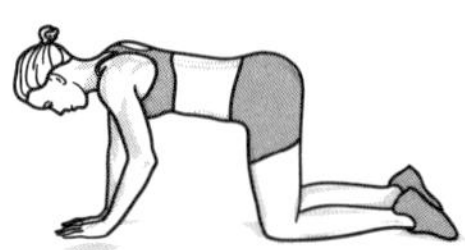

Stabilisation im Vierfüßlerstand

1. Einen Vierfüßlerstand einnehmen. Die Hände befinden sich senkrecht unter den Schultergelenken, die Knie senkrecht unter den Hüftgelenken. Nun die rechte Hand etwas vom Boden abheben und wieder absetzen. Dabei das Körpergewicht in der Mitte halten, der Rücken bleibt ruhig.
2. Dann die linke Hand etwas vom Boden abheben und wieder absetzen. Diese Bewegungsabfolge wiederholen.

1
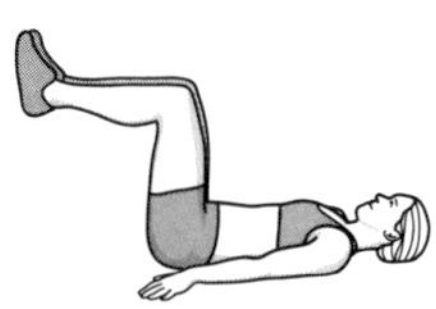
2
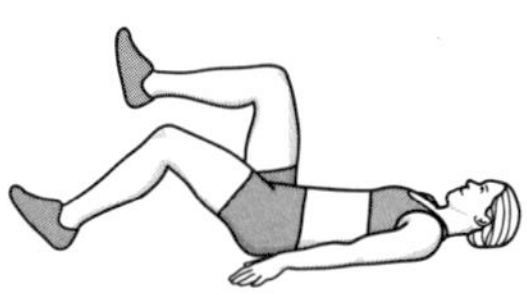
3
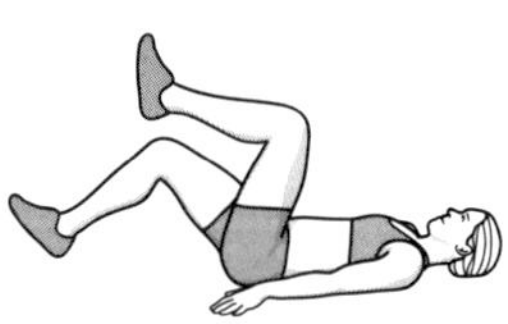

Tap down

1. Eine Rückenlage einnehmen. Die Arme neben dem Körper ablegen. Beide Beine anheben und im rechten Winkel gebeugt halten. Die Fußspitzen sind Richtung Schienbeine angezogen.
2. Nun das linke Bein in Richtung Boden absenken, mit der Ferse am Boden auftippen und wieder anheben.
3. Im Anschluss das rechte Bein absenken und wieder anheben. Wechselseitig fortfahren.

Arm- und Beinstrecken im Vierfüßlerstand

1 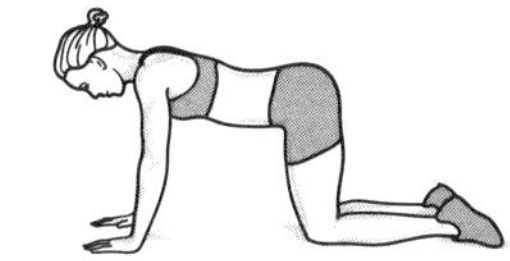

2 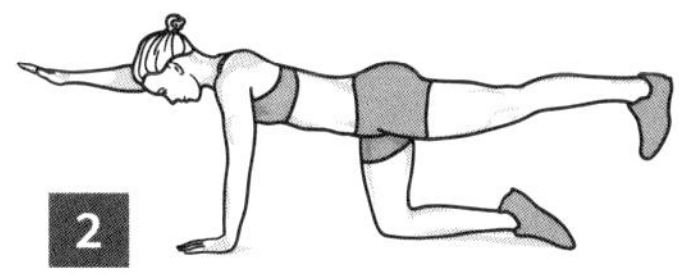

1. Einen Vierfüßlerstand einnehmen. Die Hände unter den Schultergelenken, die Knie unter den Hüftgelenken platzieren. Der Blick geht in Richtung Boden.
2. Nun den rechten Arm nach vorn und das linke Bein nach hinten strecken. Die Position kurz halten und dann Arm und Bein wieder absetzen. Im Anschluss den linken Arm und das rechte Bein anheben und strecken. Im Wechsel fortfahren. Den Rücken während der ganzen Übungsausführung ruhig halten.

Armstrecken im Vierfüßlerstand

1 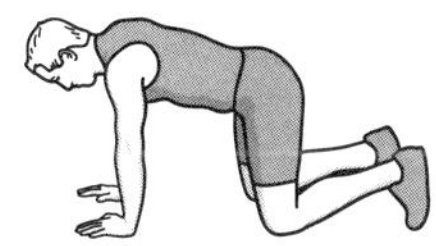

2 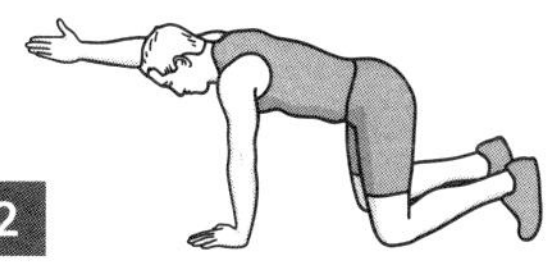

1. Einen Vierfüßlerstand einnehmen. Die Hände unter den Schultergelenken, die Knie unter den Hüftgelenken platzieren. Der Blick geht in Richtung Boden.
2. Nun im Wechsel die Arme anheben und nach vorn ausstrecken. Der Daumen zeigt jeweils in Richtung Decke.

Dehnübungen

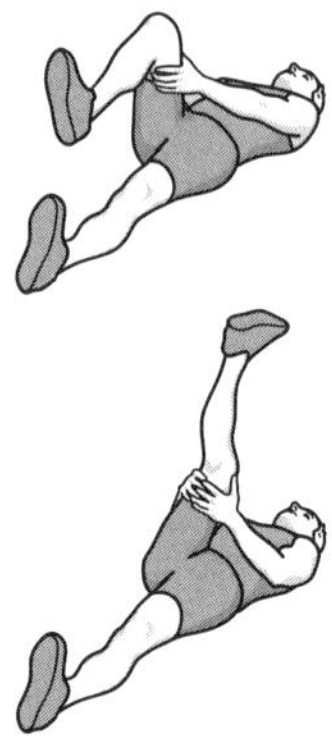

1 2

Dehnung der Beinrückseite im Liegen

1. Eine Rückenlage mit gestreckten Beinen einnehmen. Ein Bein am Oberschenkel fassen und das Knie in Richtung Oberkörper ziehen.
2. Nun das angezogene Bein in Richtung Decke strecken. Diese Position halten. Dabei den Fuß locker lassen und das Knie möglichst gestreckt halten. Die Übung im Anschluss mit dem anderen Bein wiederholen.

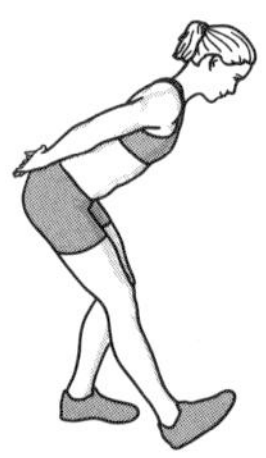

Dehnung der Beinrückseite im Stehen

Einen hüftbreiten, aufrechten Stand einnehmen. Mit geradem Rücken den Oberkörper etwas nach vorn lehnen. Mit beiden Händen auf dem linken Bein abstützen. Nun das rechte Bein auf die Ferse nach vorn stellen. Das Knie strecken, die Fußspitze in Richtung Schienbein anziehen und die Position halten. Die Übung im Anschluss mit dem anderen Bein wiederholen.

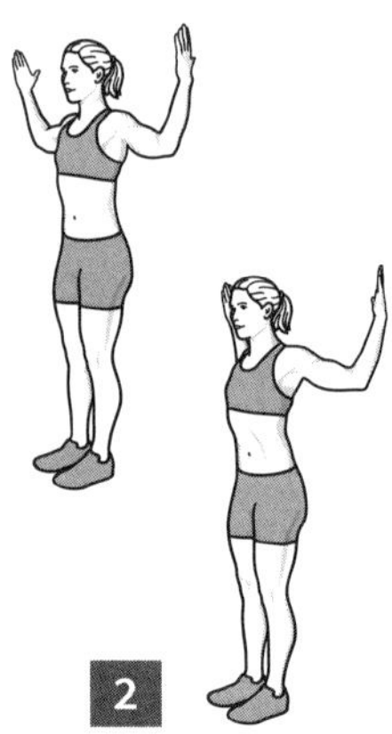

1 2

Dehnung der Brustmuskulatur

1. Einen hüftbreiten, aufrechten Stand einnehmen. Beide Arme rechtwinklig gebeugt zur Seite anheben, sodass sich die Oberarme auf Schulterhöhe befinden. Der Blick geht geradeaus.
2. Nun die Ellbogen zurückführen, dabei die Schulterblätter zusammenziehen. Die Position halten und dann die Ellbogen wieder in die Ausgangsposition zurückbringen.

Dehnung der Schulter- und Brustmuskulatur

1. Einen hüftbreiten, aufrechten Stand einnehmen. Beide Hände hinter dem Körper verschränken beziehungsweise wie zum Gebet falten. Der Blick geht geradeaus.
2. Nun die Hände mit gestreckten Armen so weit wie möglich vom Gesäß wegschieben. Dabei das Brustbein anheben und aufrecht stehen. Die höchste Position halten und im Anschluss die Hände wieder absenken.

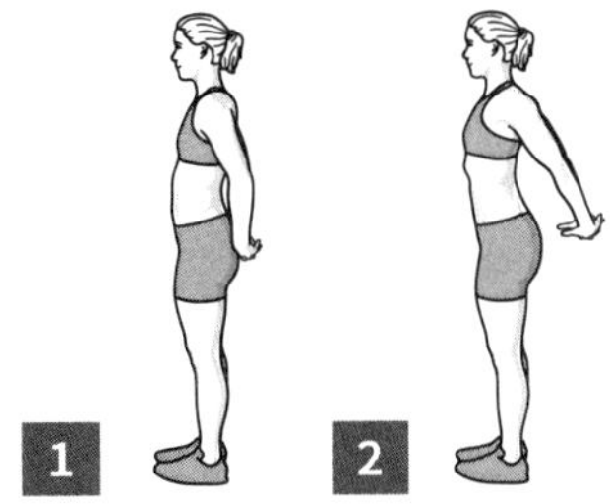

Dehnung des Gesäßes mit angezogenen Beinen

Eine Rückenlage mit aufgestellten Beinen einnehmen. Das rechte Fußgelenk oberhalb des linken Knies auf dem Oberschenkel ablegen. Das rechte Knie nach außen schieben. Nun den Oberschenkel des aufgestellten linken Beins mit beiden Händen umfassen und in Richtung Oberkörper ziehen. Diese Position halten, dann auflösen und die Übung mit dem anderen Bein wiederholen.

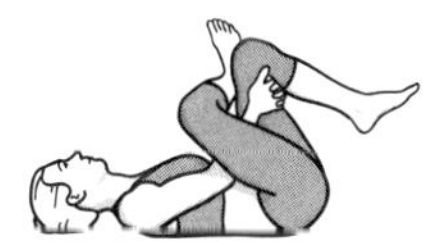

Dehnung des Gesäßes im Stehen

Einen hüftbreiten, aufrechten Stand einnehmen. Das rechte Bein anheben, mit beiden Händen knapp unter dem Knie fassen und zum Rumpf ziehen. Dabei den Rücken gerade halten. Diese Position halten, dann auflösen und die Übung mit dem linken Bein wiederholen.

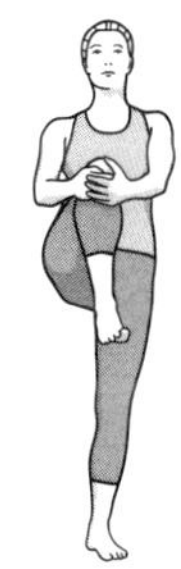

Dehnung des Gesäßes in Rückenlage

Eine Rückenlage mit gestreckten Beinen einnehmen. Das linke Bein anheben, mit beiden Händen knapp unter dem Knie fassen und zum Rumpf ziehen. Das rechte Bein möglichst gestreckt am Boden liegen lassen. Diese Position halten, dann auflösen und die Übung mit angezogenem rechtem Bein wiederholen.

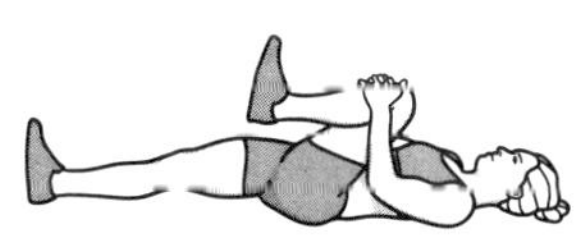

Dehnung des Gesäßes mit überschlagenem Bein

1
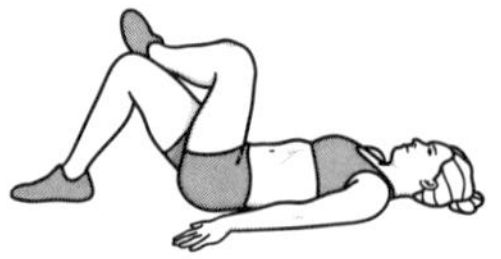

2
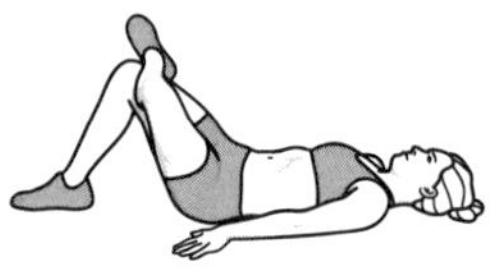

1. Eine Rückenlage mit aufgestellten Beinen einnehmen. Das linke Bein mit der äußeren Fußkante auf den Oberschenkel des rechten Beins legen. Die Arme liegen entspannt neben dem Körper. Der Kopf und Schultergürtel liegen am Boden.
2. Das Knie sanft nach außen drücken. Diese Position halten, dann auflösen und die Übung mit dem anderen Bein wiederholen.

Dehnung des Hüftbeugers in Seitlage

1
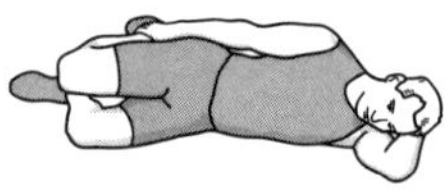

2
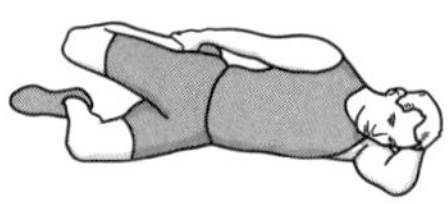

1. Eine Seitenlage mit vor dem Körper angewinkelten Beinen einnehmen. Den Kopf auf dem gebeugten unteren Arm ablegen.
2. Nun das obere Bein mit der Hand des oberen Arms am Fußgelenk fassen und nach hinten ziehen. Dabei das Gesäß anspannen und das Becken ruhig halten. Diese Position halten, dann auflösen und die Übung mit dem anderen Bein wiederholen.

Dehnung des Hüftbeugers im Ausfallschritt

1
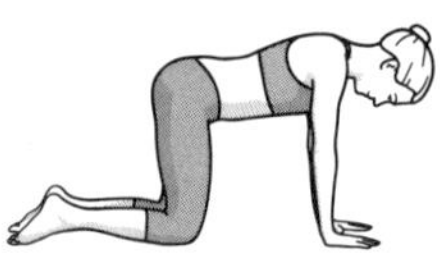

2
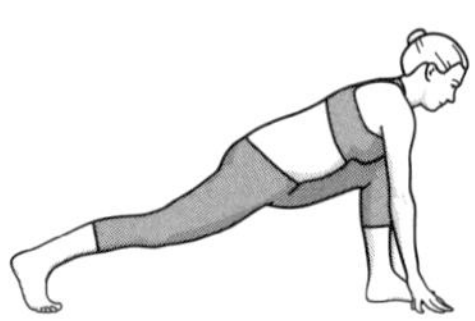

1. Einen Vierfüßlerstand einnehmen. Die Hände unter den Schultergelenken, die Knie unter den Hüftgelenken platzieren. Der Blick geht in Richtung Boden.
2. Ein Bein nach vorn stellen, den hinteren Fuß auf den Großzehenballen stellen und das Bein strecken. Das vordere Knie befindet sich senkrecht über der Ferse. Die Hände neben dem vorderen Fuß abstützen. Diese Position halten, dann auflösen und die Übung mit dem anderen Bein wiederholen.

Nackendehnung im Sitzen

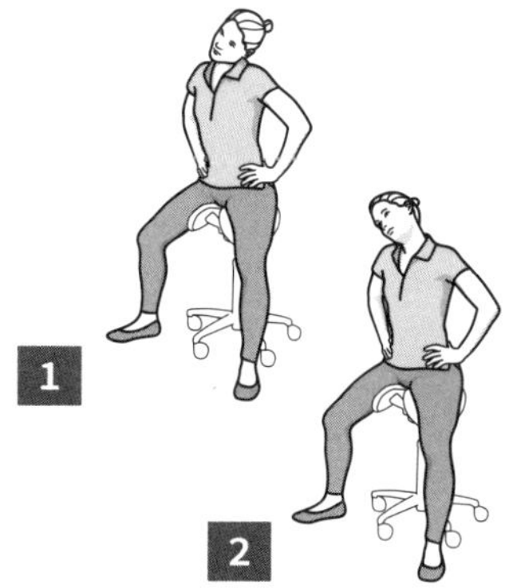

1. Mit aufgerichtetem Oberkörper auf einen Hocker oder Stuhl setzen. Die Hände in die Hüften stützen. Nun den Kopf zur linken Seite neigen und das linke Ohr in Richtung linke Schulter absenken. Diese Position halten.
2. Dann die Seite wechseln und das rechte Ohr zur rechten Schulter absenken.

Nackendehnung im Stehen

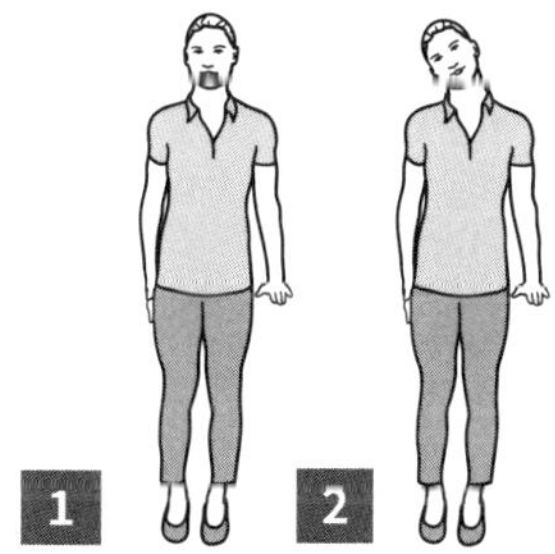

1. Einen hüftbreiten, aufrechten Stand einnehmen. Die Arme locker neben dem Körper hängen lassen. Nun die linke Schulter sanft in Richtung Boden ziehen, dafür die Hand anwinkeln, sodass die Handfläche zum Boden zeigt, und die Schulter nach hinten und unten schieben.
2. Zusätzlich den Kopf zur rechten Seite neigen und die Position halten. Die Übung im Anschluss zur anderen Seite hin ausführen.

Frosch

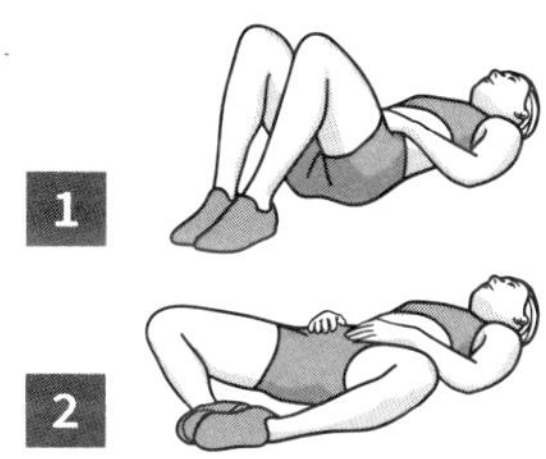

1. Eine Rückenlage mit aufgestellten Beinen einnehmen. Die Hände auf den Unterbauch legen.
2. Nun die Fußsohlen aneinanderlegen und die Knie zu den Seiten öffnen. Diese Position halten.

Beckendrehen im Liegen

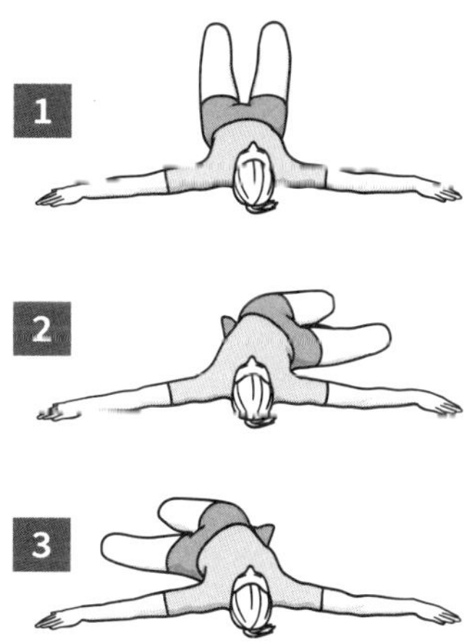

1. Eine Rückenlage mit hüftbreit aufgestellten Beinen einnehmen. Beide Arme auf Schulterhöhe gestreckt zur Seite ablegen.
2. Nun die Knie nach rechts absenken. Diese Position halten.
3. Dann die Seite wechseln und die Knie nach links absenken. Diese Position ebenfalls halten.

Krokodil

1
2
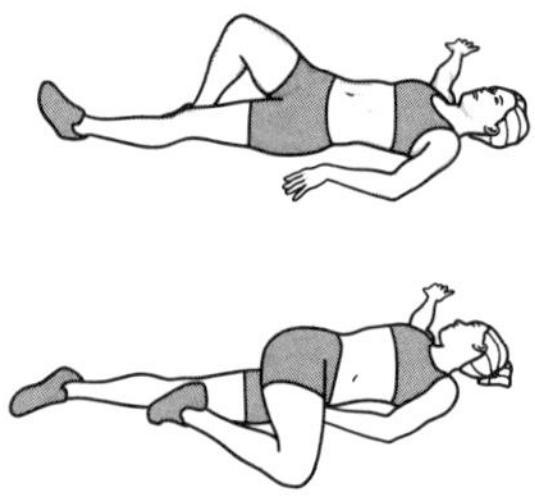

1. Eine Rückenlage einnehmen. Das rechte Bein aufstellen. Den rechten Arm auf Schulterhöhe gestreckt weit zur Seite, den linken Arm nah am Körper ablegen.
2. Nun das rechte Knie so weit wie möglich zur linken Seite absenken, den Kopf dabei zur rechten Seite drehen. Die linke Hand stützt das rechte Bein von unten ab. Die Schultern bleiben während der gesamten Übungsausführung am Boden liegen. Die Position halten und die Übung im Anschluss zur anderen Seite hin ausführen.

Oberkörperrotation im Sitzen

1
2
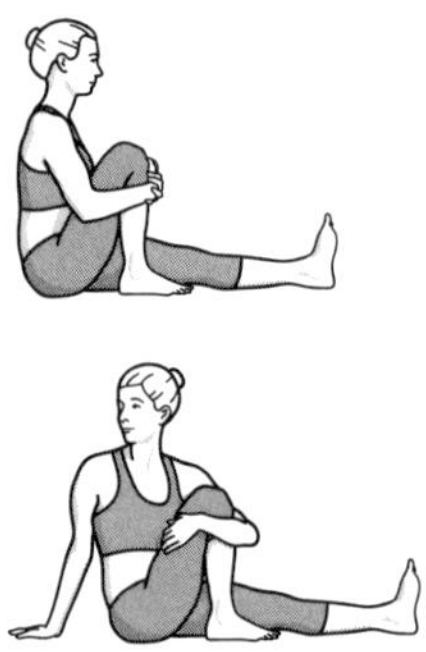

1. Einen aufrechten Sitz mit gestreckten Beinen einnehmen. Das rechte Knie beugen und den Fuß nah ans Gesäß stellen. Dafür das rechte Bein mit den Armen unterhalb des Knies umfassen und heranziehen.
2. Nun das Knie mit dem linken Arm umarmen und den Oberkörper nach rechts und hinten aufdrehen. Die rechte Hand am Boden hinter dem Gesäß abstützen, der Blick geht nach hinten. Den Rücken dabei möglichst aufgerichtet halten. Diese Position halten und die Übung im Anschluss zur anderen Seite hin ausführen.

Schulterdehnung

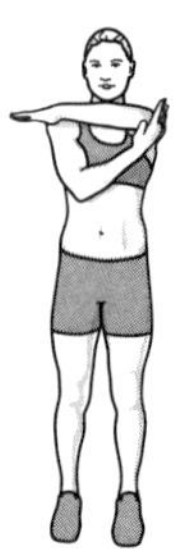
1
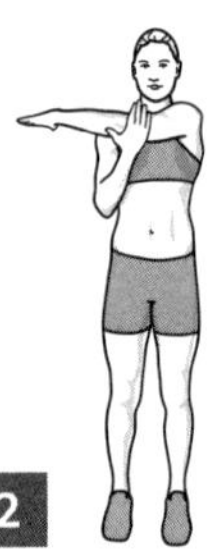
2

1. Einen hüftbreiten, aufrechten Stand einnehmen. Den linken Arm leicht gebeugt auf Schulterhöhe vor den Rumpf führen und die rechte Hand am linken Oberarm unterhalb der zu dehnenden Schulter anlegen.
2. Den linken Arm mittels der rechten Hand nun sanft nach hinten ziehen. Diese Position halten und die Übung im Anschluss mit dem anderen Arm ausführen.

Seitdehnung im Sitzen

1. Einen Schneidersitz einnehmen. Die Hände ruhen auf den Knien.
2. Nun den rechten Arm zur Seite neben dem Gesäß abstützen. Den linken Arm gestreckt über dem Kopf nach diagonal rechts oben ziehen. Der Blick geht dabei in Richtung Decke. Diese Position halten und die Übung im Anschluss zur anderen Seite hin ausführen.

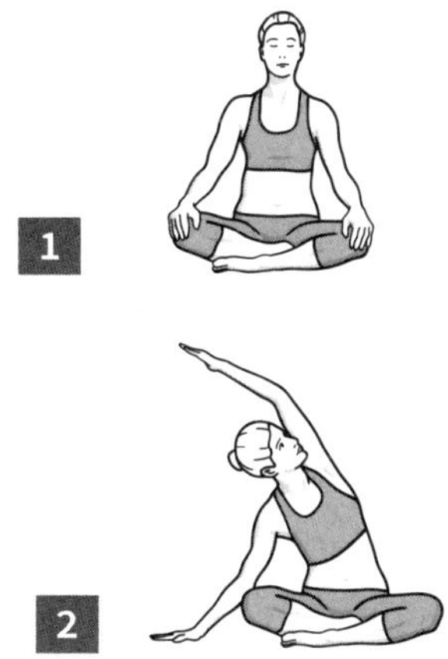

Seitdehnung im Stehen

1. Einen hüftbreiten, aufrechten Stand einnehmen. Die rechte Hand in die Hüfte stützen, die linke Hand zur Decke strecken.
2. Nun die linke Hand über dem Kopf nach rechts schieben. Diese Position halten und immer weiter »hineinschmelzen«, das heißt, nach und nach ein kleines Stück tiefer hineinsinken. Die Übung im Anschluss zur anderen Seite hin ausführen.

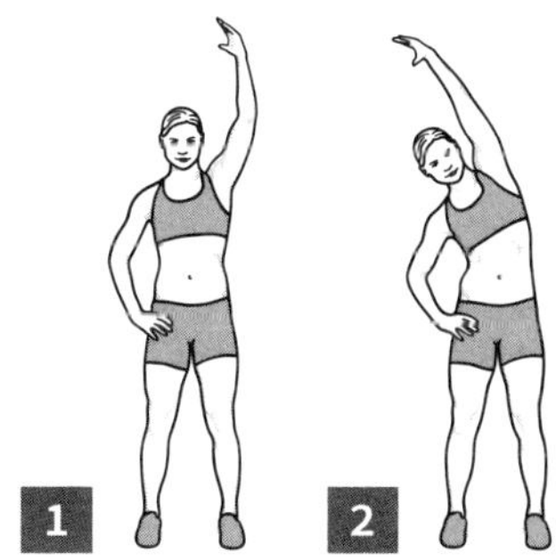

Rück- und Vorbeuge

1. Einen hüftbreiten, aufrechten Stand einnehmen. Das Brustbein nun in Richtung Decke anheben und den Blick nach oben richten. Die Arme hängen entweder neben dem Körper oder sind am Rücken abgestützt.
2. Im Anschluss wieder aufrichten und den Oberkörper nach vorn beugen. Arme und Oberkörper locker hängen lassen.

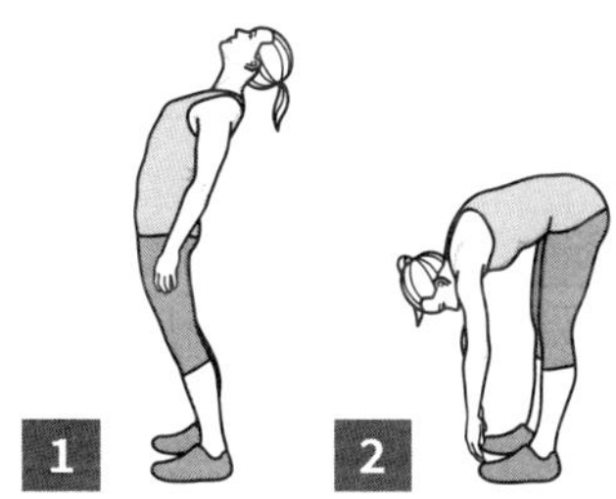

Übungen zur Entspannung

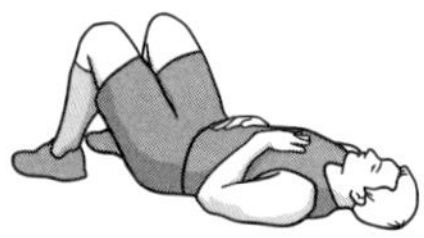

Brust-Bauch-Atmung

Eine Rückenlage mit aufgestellten Beinen einnehmen. Eine Hand auf den Bauch legen, die andere Hand auf das Brustbein. Nun durch die Nase in den Bauch einatmen, dann in den Brustkorb. Durch den Bauch und den Brustkorb wieder ausatmen. Der Fluss des Atems ähnelt einer Welle durch den Rumpf. Versuchen Sie, länger auszuatmen als einzuatmen.

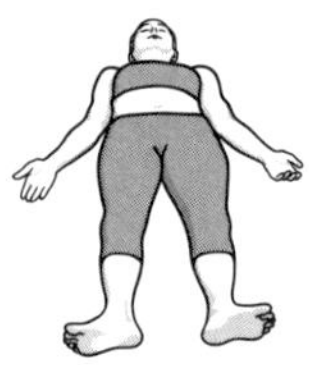

Entspannung in Rückenlage

Eine Rückenlage einnehmen. Die Arme liegen neben dem Körper, die Handflächen in Richtung Decke aufdrehen. Wenn nötig, ein Kissen unter die Knie legen, da dies den Rücken entlastet.

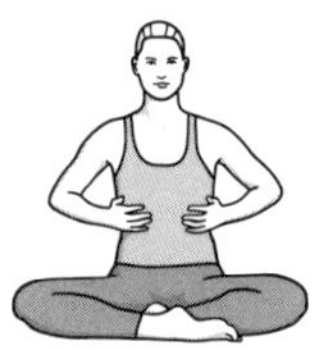

Flankenatmung

Einen Schneidersitz einnehmen. Beide Hände an die Rippenbögen legen. Nun bewusst durch die Nase einatmen und durch den Mund ausatmen. Beim Einatmen heben sich die Rippenbögen, beim Ausatmen senken sich die Rippenbögen.

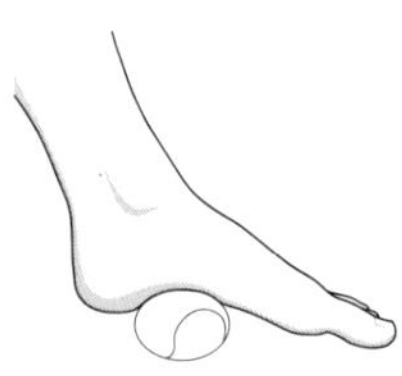

Fußsohle abrollen

Im Sitzen oder Stehen einen Tennisball (oder ähnlich großen Ball) unter die Fußsohle legen und mit leichtem Druck langsam vor- und zurück- sowie hin- und herrollen. Die Übung im Anschluss mit dem anderen Fuß wiederholen.

Aufrechter Stand

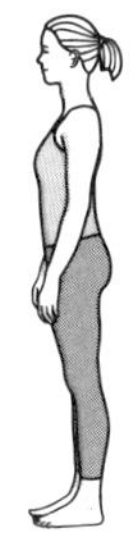

Einen hüftbreiten, aufrechten Stand einnehmen. Die Arme locker neben dem Körper hängen lassen. Die Großzehenballen, die Außenkanten der Füße und die Fersen bewusst belasten. Die Knie sind leicht gebeugt, das Brustbein angehoben, die Schultern sanft nach hinten und unten gezogen, der Blick geht in Richtung Horizont beziehungsweise leicht abfallend nach vorn.

Päckchenstellung

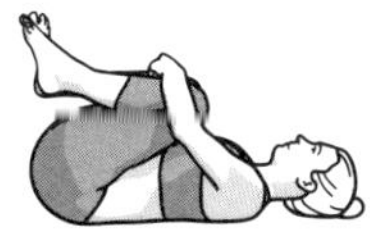

Eine Rückenlage einnehmen. Nun mit beiden Händen die Beine knapp unterhalb der Knie fassen und in Richtung Brustbein ziehen. Die Position halten.

Schneidersitz

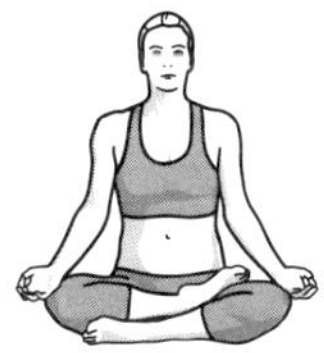

Einen Schneidersitz einnehmen. Beide Hände auf den Knien ablegen. Die Handflächen zeigen in Richtung Decke. Die Position halten. Wenn gewünscht, währenddessen die Augen schließen.

Koordinationsübungen

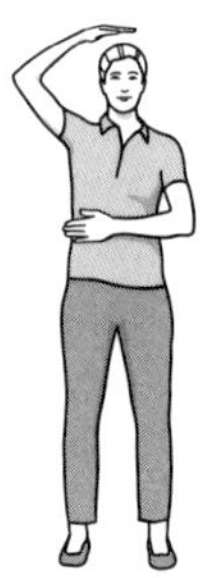

Armkoordination

Einen hüftbreiten, aufrechten Stand einnehmen. Nun die eine Hand über dem Kopf nach oben und nach unten bewegen, mit der anderen Hand gleichzeitig Kreisbewegungen vor dem Bauch ausführen. Im Anschluss die Handstellung wechseln und die Übung wiederholen.

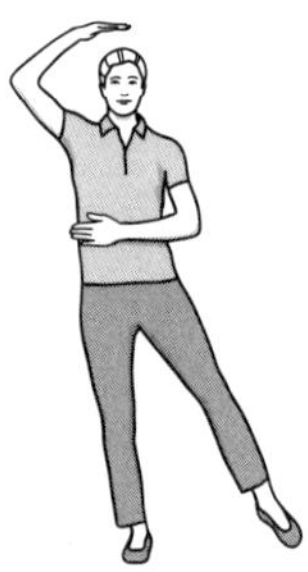

Armkoordination mit Beinheben

Einen hüftbreiten, aufrechten Stand einnehmen. Nun das linke Bein etwas zur Seite anheben und dort halten. Die rechte Hand über dem Kopf nach oben und nach unten bewegen, mit der linken Hand gleichzeitig Kreisbewegungen vor dem Bauch ausführen. Im Anschluss das Bein und die Handstellung wechseln und die Übung wiederholen.

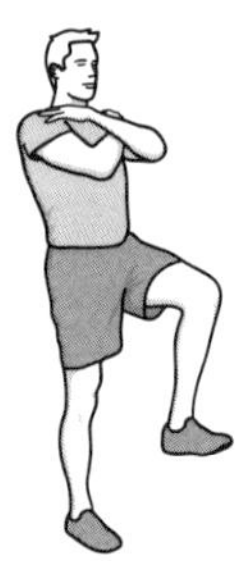

Einbeinstand mit überkreuzten Armen

Einen aufrechten Stand einnehmen. Beide Arme vor dem Brustbein überkreuzen. Nun ein Bein anheben. Den Oberkörper aufrecht halten. Die Position halten und im Anschluss mit dem anderen Bein wiederholen.

Standwaage

1. Einen hüftbreiten, aufrechten Stand einnehmen. Beide Arme gestreckt eng am Körper halten und die Daumen nach außen drehen, sodass die Handflächen nach vorn zeigen. In dieser Außenrotation der Schultergelenke die Schulterblätter sanft zusammenziehen. Ein Bein leicht vom Boden abheben.

2. Das angehobene Bein nun gestreckt nach hinten bewegen. Den Oberkörper gleichzeitig mit gerade gehaltenem Rücken nach vorn beugen. Oberkörper und Bein bilden in der Endposition eine waagrechte Linie. Die Position halten, dann wieder aufrichten und die Übung mit dem anderen Bein wiederholen.

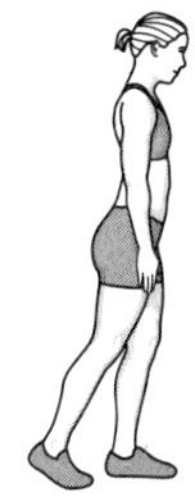

1

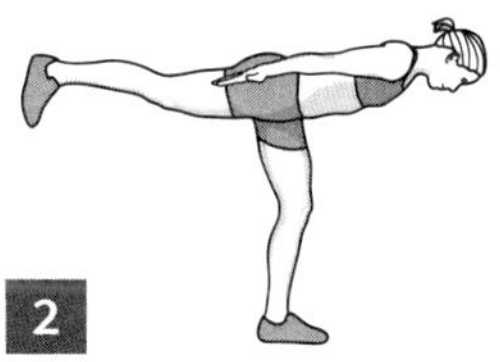

2

Übungsregister